補綴臨床に必要な
顎口腔の基礎知識

藍　稔
Ai　　Minoru

学建書院

はじめに

　補綴の臨床では，失われた形態や機能をいかに回復させるかが常に問題となる．これには技術的な面が大きく関係するが，その基礎になるのは歯や歯列，顎，口腔の基本的な形態や機能についての知識である．技術的に優れていても受け手である生体の状況を熟知していなければ適切な補綴治療は行えず，成功はおぼつかない．クラウンや義歯は石膏模型上でつくられるが，その模型に至るまでの過程，そして，完成した補綴装置を患者の口腔内に装着して患者が満足するまでの過程が問題で，それらに関係する顎口腔領域についての理解と臨床的な知識，および対処の仕方が補綴治療の成否にとって重要である．

　大学のカリキュラムでは歯科補綴学は，冠橋義歯（クラウンブリッジ）学，部分床義歯学，および全部床義歯学の3つの学科に分けられている．これは，修復の方法や考え方にそれぞれ独自のものがあり，このほうが学生が理解しやすいからである．しかし，各学科には上に述べたような歯や歯列の修復に必要な基本的，共通的な部分も含まれている．大学によっては，最初にこの部分をまとめて歯科補綴学総論として教授する方法をとっている．

　著者は歯科補綴学総論を永く担当してきたが，参考になる，まとめて書かれたものが見あたらず，独自の判断で卒前教育として必要と考えられる事項を選んで講義してきた．その際の拠り所としては，日本補綴歯科学会による歯科補綴学教育基準であり，歯科医学教授要綱，歯科医師国家試験出題基準である．その項目をみると，解剖学や生理学など学生がこれまでに学習してきた部分と咬合に関する部分がかなり多く，全体として咬合学入門編ともいえる様相であるが，歯科補綴学や補綴の臨床で必要とされる事項は網羅されていると思われる．

　しかし，この歯科補綴学総論の講義は基礎学科が終了したかしないうちに始められ，また，歯科補綴の具体的な内容がまだよくわからない状態で行われるため，学生はなかなか馴染めないらしい．学生からのいろいろな質問や，若い臨床医からの咬合や補綴方法に関する学問的根拠の問いに対して，何らかの対応を考えなければならないと感じるようになった．そこで，講義録に手を加えて，歯科補綴学を初めて学ぶ学生や咬合の基礎的な知識を再確認しようとする臨床医にも参考になるよう形を整えることにした．

　できるだけ平易な文章で図を多用し，図は必要な部分がわかるよう線画にして，理解しやすいように努めた．

　本書が歯科補綴学や咬合の基礎を学ぼうとする多くの学生諸君や若い歯科医師に役立てば幸いである．

　多くの方々の業績を引用させていただいたが，ここに厚く感謝する．

2002年8月

著　　者

もくじ

序章　補綴の診療と患者への対応

- A　補綴の診療が必要になる患者 …………………………………… *1*
- B　診査，診断から治療まで …………………………………… *1*
- C　問題志向型診療記録の応用 …………………………………… *2*
  - 1．情報収集 ………………………………………………… *2*
  - 2．問題点の抽出とリストの作成 ………………………… *3*
  - 3．初期治療計画の立案 …………………………………… *3*
  - 4．治療の実施 ……………………………………………… *4*
  - 5．経過観察 ………………………………………………… *4*
  - 6．最終評価 ………………………………………………… *5*
- D　補綴の診療において要求されること ………………………… *5*
- E　歯科補綴の目的と重要性（臨床的意義） …………………… *5*

1章　顔，頭の形態と機能

顔　*6*
  - 1．顔　貌 ………………………………………………… *6*
  - 2．顔と歯の形 …………………………………………… *7*
  - 3．基　準 ………………………………………………… *7*

骨　*10*
  - 1．頭蓋，上顎部 ………………………………………… *10*
  - 2．下　顎　部 …………………………………………… *13*

筋と神経　*14*
  - 1．咀嚼筋と関連筋群 …………………………………… *14*
  - 2．神　経　系 …………………………………………… *20*
  - 3．顎口腔系の神経筋機構 ……………………………… *23*

顎関節　*26*
  - 1．顎関節の構造 ………………………………………… *26*
  - 2．顎関節の運動 ………………………………………… *27*

血管系　*28*
  - 1．動　脈 ………………………………………………… *28*
  - 2．静　脈 ………………………………………………… *29*

2章　口腔組織の形態と機能

歯と歯列　*30*
　1．歯の形態 ……………………………………… *30*
　2．歯の色調 ……………………………………… *31*
　3．歯列の形態 …………………………………… *32*
　4．歯列と下顎骨との位置関係 ………………… *33*
　5．歯，歯列の形態と機能の関係 ……………… *33*

歯周組織　*36*
　1．歯周組織の構造 ……………………………… *36*
　2．歯周組織の機能 ……………………………… *36*
　3．歯根表面積と負担能力 ……………………… *37*
　4．歯の被圧変位性 ……………………………… *38*
　5．歯根膜感覚 …………………………………… *38*

口腔軟組織　*39*
　1．顎堤（歯槽堤） ……………………………… *39*
　2．床下粘膜とその被圧変位性 ………………… *40*
　3．その他の口腔軟組織 ………………………… *41*
　4．ニュートラルゾーン ………………………… *41*

口腔感覚　*42*
　1．痛　　覚 ……………………………………… *42*
　2．触覚と圧覚 …………………………………… *43*
　3．温度感覚 ……………………………………… *44*
　4．位置感覚 ……………………………………… *44*
　5．味　　覚 ……………………………………… *44*

3章　口腔の機能

咀　嚼　*46*
　1．咀嚼の意義 …………………………………… *46*
　2．咀嚼運動の発現 ……………………………… *46*
　3．咀　嚼　力 …………………………………… *48*
　4．咀嚼能率 ……………………………………… *49*
　5．咀嚼能率と歯の咬合接触面積との関係 …… *50*

嚥　下　*51*
　1．嚥下動作 ……………………………………… *51*
　2．嚥下の影響 …………………………………… *52*

3．嚥下位 …………………………………………………………… 52
　　4．Dondersの空隙 ………………………………………………… 53
　　5．嚥下障害 ………………………………………………………… 53
　　6．嚥下と補綴診療 ………………………………………………… 53
唾液の分泌　54
　　1．唾液腺と唾液 …………………………………………………… 54
　　2．唾液の分泌 ……………………………………………………… 54
　　3．唾液と義歯の維持 ……………………………………………… 55
発　音　56
　　1．音声（言語音）の形成—構音（調音） ………………………… 56
　　2．調音に働く因子 ………………………………………………… 56
　　3．発音障害（構音障害） …………………………………………… 57
　　4．語音の分析法 …………………………………………………… 57
　　5．発音障害への補綴的対応 ……………………………………… 58
　　6．発音の補綴的活用 ……………………………………………… 59
嘔　吐　60
　　1．嘔吐の機序 ……………………………………………………… 60
　　2．嘔吐と補綴診療 ………………………………………………… 61
歯ぎしり（口腔の異常機能）　62
　　1．歯ぎしりの発現 ………………………………………………… 62
　　2．咬耗との関係 …………………………………………………… 62
　　3．歯周組織への影響 ……………………………………………… 63
　　4．顎筋，顎関節への影響 ………………………………………… 63
　　5．補綴との関係 …………………………………………………… 63

4章　下顎運動，下顎位，咬合

下顎運動　64
　　1．下顎の基本運動 ………………………………………………… 64
　　2．下顎の限界運動 ………………………………………………… 68
　　3．下顎の運動範囲 ………………………………………………… 69
　　4．機能運動 ………………………………………………………… 70
下　顎　位　74
　　1．咬頭嵌合位 ……………………………………………………… 74
　　2．中　心　位 ……………………………………………………… 76
　　3．下顎安静位 ……………………………………………………… 80
　　4．偏心位（偏心咬合位） …………………………………………… 82
　　5．咬合採得にかかわる下顎運動と下顎位 ……………………… 83

咬　　合　84
　　1．咬合支持··84
　　2．咬頭嵌合位における咬合関係··85
　　3．偏心咬合位における咬合関係··88
　　4．義歯の咬合様式··90
　　5．咬合小面···91
咬 合 器　92
　　1．咬合器の基本的な機構··92
　　2．咬合器の種類··93
　　3．模型の咬合器装着···98
　　4．チェックバイトによる半調節性咬合器の調節·······························101
　　5．咬合器の調節性··103

5章　顎口腔系の形態と機能の変化

老化による顎口腔系の変化　106
　　1．形態的な変化···106
　　2．機能的な変化···107
高齢者の特徴と補綴診療における問題　108
　　1．臨床的な特徴···108
　　2．全身的基礎疾患··109
　　3．精神的・身体的・社会的特徴··109
歯の欠損に伴う顎口腔系の変化　110
　　1．一次性障害··110
　　2．二次性障害··111
　　3．三次性障害··113
顎関節症　114
　　1．症　　状···114
　　2．原　　因···114
　　3．診査と診断··115
　　4．治　　療···115

参考文献··118
索　　引··119

序章　補綴の診療と患者への対応

　補綴の診療を行う場合，それに関するいろいろな知識と十分な技術が必要である．診療は主に歯や顎口腔領域について行われるが，その対象は患者，つまり人間である．人間全体についても常に考えて診療に当たらなければならない．患者の身体的，心理的な面を無視したやり方は患者の信頼が得られず，満足な診療は行えない．

補綴の診療が必要になる患者

　補綴の診療が必要になるのは，さまざまな理由からである．
① 歯冠が大きく欠けて，部分的な修復方法では咀嚼などの機能に耐えられない．
② 歯の色や形が悪く，歯冠全体を改善しなければならない．
③ 齲蝕，歯周病，外傷などによって歯自体が失なわれた．
④ クラウン，ブリッジ，義歯などですでに補綴されているが，長いあいだ使われて破損した．
⑤ 歯列不正や咬合関係の不良で，矯正治療では十分に修正できない．
　このような場合，患者は補綴治療を希望して来院する．それに対して術者は，適切な方法で患者が満足するよう誠意をもって対応しなければならない．

診査，診断から治療まで

　熟練した臨床医の診療行為を分析してみると，つぎのような手順をとっている．
① 患者の訴えをよく聞き，さまざまな診査をして，情報の収集を行う．
② その情報から病気の状況を把握し，どのように治療を進めたらよいか検討して，治療計画を立案する．
③ これを患者に説明して，患者の意見を聞き，ときにはそれに修正を加える．
④ 同意が得られたのちに具体的な治療を開始する．
　治療の過程では適時，治療内容を説明して患者に理解させている．治療が完了したら，術後の口腔管理や補綴物の扱い方を患者に説明している．そして，術後の経過をしばらく観察してから治療の評価を行っている．
　こうした一連の行為を円滑に行うにはトレーニングが必要で，卒業前の臨床実習や卒業後の臨床研修の場合には，各ステップを意識して実行する．とくに，治療計画の立案や治療終了後の評価の方法をきちんと身につけることは，これから臨床経験を蓄積していくうえで必須である．そのためには，次のような方法が推奨される．

C 問題志向型診療記録の応用

　POMR（Problem Oriented Medical Record）として医学教育で用いられている方法がある．患者を全人的観点から捉えて，個々の患者が抱える問題に総合的に取り組んで問題の解決を図ろうとする，患者を中心とした問題志向型（問題解決型）教育システム POS（Problem Oriented System）の考え方に基づいた診療記録法である．この方法は，患者が来院してから治療が完了し，最終的な評価がされるまでのすべての過程を系統的に網羅するもので，優れた教育的効果が示されている．

　POS や POMR は歯科の総合的な臨床教育にも適用できるが，専門的な歯周病や齲蝕などの診療，補綴的な診療にも応用できる．ステップごとに評価して，妥当性を確認することが大きな特徴である．

　次にその概要を説明する．

1．情報収集

(1) 医療面接　患者はさまざまな病的な悩みを訴えるが，そのなかで主になるものが主訴である．これを解決するには，まずそれに関する情報を得なければならない．悩みや不満をよく聞いて，状況を知るところから患者への対応が

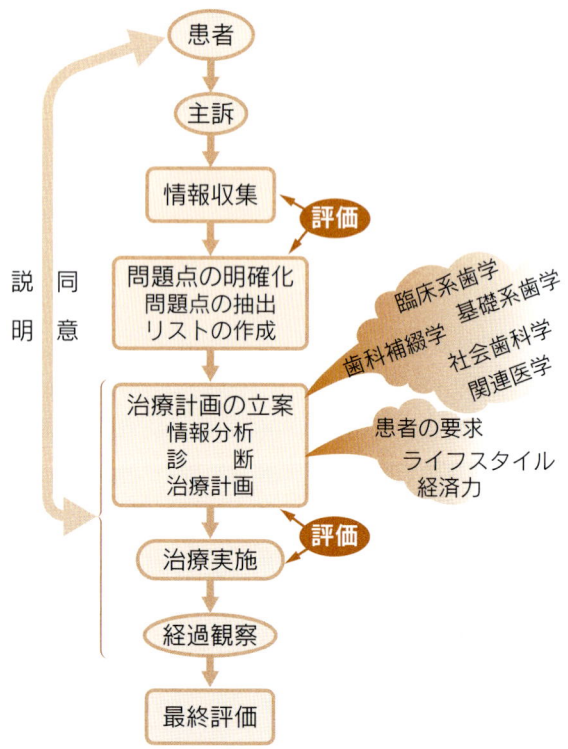

POMR を応用した診療の流れ

始まる．これが医療面接である．その中心になるのは問診で，その後の診査や検査の必要性，方法を決めたり，診断や治療方針を決めるのに重要である．具体的な方法についてはここではふれないが，患者の個人的情報を正確に得るには，術者に対する患者の信頼がなければならない．術者のきちんとした身だしなみや好ましい態度，対話のマナーが要求される．また，すべての場合において患者のプライバシーの保護には十分配慮しなければならない．

初診時の医療面接では，術者は患者の病状と個人的な状況を，また患者は術者の考え方や人柄をある程度知ることになる．歯科医師と患者とのよい関係をつくるうえで，この最初の段階はとくに重要である．

(2) 診察・検査 診察は，基本的には視診，聴診，触診による．対象は主に歯や口腔内組織，顔面，頭部であるが，ときには全身的，精神的な面も対象になる．エックス線や模型による検査も行われるが，歯髄や歯周組織の検査，下顎運動の検査，筋機能の検査なども必要に応じて行われる．自分のところではできない検査は他の機関に依頼する．

診察や検査をする際には，その目的や必要性，方法などを患者によく説明し，患者が納得してそれに同意すること，つまり，インフォームドコンセントが得られていることが大切である．

2．問題点の抽出とリストの作成

医療面接や診察・検査で得られた多数の情報は診療録に記載し，整理して，問題点を明確にする．それには問題と考えられる事柄をすべて書き出す．主訴や病歴などに関係する患者の主観的データや診察・検査による客観的データ，さらに，治療を進めるうえで問題になると思われる点，全身的な異常所見などもすべて抽出する．それぞれについて，臨床的な意義，相互の関係，患者の希望やライフスタイルとの関係，治療や予後との関係などを検討する．

ついで，明確にされた問題点をリストアップする．これには，主訴や病態に対する重要度が大きいものから順に記載し，関連が深いものをまとめる．

3．初期治療計画の立案

(1) 情報分析 リストアップされた問題点から病気や障害の状態を明らかにし，原因を考える．これには歯科補綴学だけでなく，他の領域の知識も総動員する．

(2) 診　　断 情報分析の結果，病態診断，病因診断を行う．場合によっては原因がわからず，病態診断しかできないこともある．

(3) 治療計画 診断に対して，どのような治療方法が考えられるか，どれが最適か，どのような順序で行うか，治療上予想される諸問題にどう対処するか，などを検討し，決定する．

患者に対して治療前後に与えるべき注意事項，インフォームドコンセントの対象となる事項についても検討する．

さまざまな補綴方法

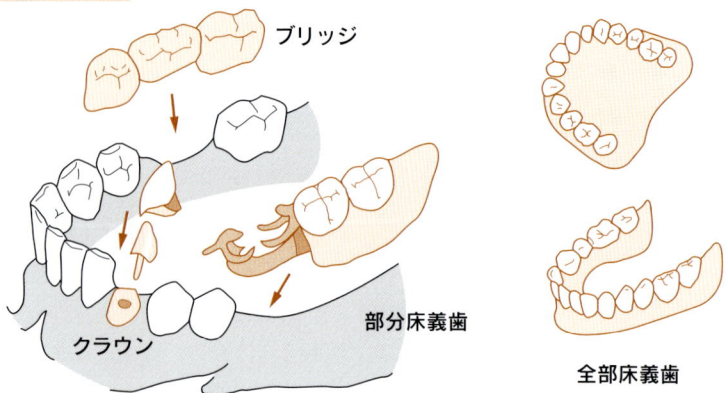

歯質や歯の欠損の補綴では，インレー，クラウン，ブリッジ，床義歯が用いられるが，それぞれ設計，材料によっていろいろな方法がある．適切な方法としてどれを選択し，どう組み合わせるか，どのような順番で治療を進めるか，などを決める．

治療計画の立案には，患者の要求（内容，期間など），生活上の問題，経済力など，さらに，治療の効果，リスクについても考慮する．計画案を患者に提示し，患者によくわかる言葉で説明し，納得してそれに同意が得られることが大切である．

(4) 初期治療計画の評価 各ステップごとに適否を評価するが，初期治療計画については十分検討して確認することが大切である．この初期治療計画は，治療の過程で行われる状況評価の結果，修正されることがある．

4．治療の実施

治療計画に従って治療を実施する．内容や問題の処理などを逐一記録する．
術者に対する治療上の要件としては，次の点があげられる．

① 器材，とくに，切削器具の安全な取り扱いに習熟している．
② 消毒，滅菌や感染対策についての知識をもち，適切に処置できる．
③ 予想外の事態に対して臨機応変に対処できる．
④ 患者の全身状態の監視を怠らない．高齢者や全身疾患がある患者では治療中だけでなく，その前後も十分に気を配る必要がある．全身管理として脈拍や血圧を測定しながら歯科治療を行う場合も少なくない．
⑤ 患者に適宜，治療内容を説明して同意を得る（インフォームドコンセント），適切なアドバイスを与える，などができる．
⑥ 主な補綴用材料について治療への適否を知っていて，適切に使用できる．

5．経過観察

治療が終了したあと，しばらく経過を観察し，患者の主観的情報（術後経過，生活への影響），術後の診察や検査データ，術後経過に対する総合的な評価，今後予想される診療内容や計画などを記録する．

6. 最終評価

治療計画と治療方法，術後経過などをつき合わせて問題の有無を確認し，問題があった場合には，その原因と今後の対応を検討する．

D 補綴の診療において要求されること

補綴の診療には歯科だけでなくさまざまな分野の知識が要求される．とくに，情報分析や治療計画の立案には，これまでの教育課程で習得した多くの専門的な知識の動員が要求される．

補綴の診療の直接の対象になるのは歯質，歯髄，歯周組織，歯の欠損，咬合であるが，それらに関連する組織，骨，筋神経系などの形態学的，機能的な知識，さらに，問題の処理や治療法についての知識，ときには医科的な知識が必要になることもある．

病態を的確に判断するには，疫学や基準値の知識も必要である．

患者に対する全人的な対応には行動科学や心理学，心身医学などが関係する．

つまり，補綴の診療にはその規模の大小にかかわらず広範な医歯学的知識，そして健全な社会常識が要求される．

先に述べた問題志向型教育システム POS に対して，このような歯学，医学などの教科目を中心として行われる教育は DOS（Discipline Oriented System）とよばれ，これは POS を実行するための基本単位として必須である．

E 歯科補綴の目的と重要性（臨床的意義）

こうした補綴の診療行為，つまり歯科補綴の目的を考えてみると，1つは先に述べたように，歯の表面の色や形が悪くて気になる，歯が抜けて恰好が悪い（外観不良，形態不良），歯冠が大きく崩壊したり歯が抜けたりして食事がしにくい，発音が悪くなった，歯のかみ合わせが悪い（機能障害），などが訴えられた場合，以前にあったような状態に修復，あるいはよい状態に改善することである．これは現時点での病態や障害に対する処置であり，**口腔領域の形態，機能の回復と改善**である．

しかし，もう1つ重要な目的がある．それは，顎口腔系の形態や機能を健全な状態に保全することである．歯冠崩壊や歯の欠損をしばらく放置すると，歯列の変化や咬合関係の変化が起きてくる．さらに，下顎の位置の変化や，ときには筋肉や顎関節の障害なども起きてくる．こうした好ましくない状態を未然に防ぐことが大切である．つまり，歯科補綴は**顎口腔系の形態，機能の保全**にとっても重要な役目をもっている．

I　顔，頭の形態と機能

　本章では，顎口腔系の基本である顔面，骨，筋神経系，顎関節，血管系の形態と機能をとりあげる．これらは解剖学，生理学の領域であるが，補綴の臨床に密接に関係し，診療を行ううえで知っておく必要がある重要な部分が少なくない．そのようなところに重点を置いて整理する．

顔

1. 顔　貌

　患者に医療面接する場合，まず顔をみる．これは非常に大切である．顔に精気があるかどうか，色，つや，肌の緊張などをみることで健康状態を推定できる．顔の皮膚の色は表皮内の色素の多少によりいろいろである．色素が少ないと皮下の毛細血管の色が透けて赤みのある肌色になる．口唇は，赤唇部分は粘膜で，表層に色素がなく表皮の角化が少ないので深部の血液の色がよく透けてみえる．診療中に患者が脳貧血を起こしたり，気分が悪くなることがあるが，術者は口唇の色によってこれを早期に判断できる．こうした点から，診療を始める前に患者に口紅を除去してもらうようにする．

　顔の表情は気分や気持ちをよく表すものである．とくに，目や眉のあたりは不安，不快，痛みなどをよく表す．歯の治療の際に患者が痛みを感じるかどうかは眉間を

顔面区分

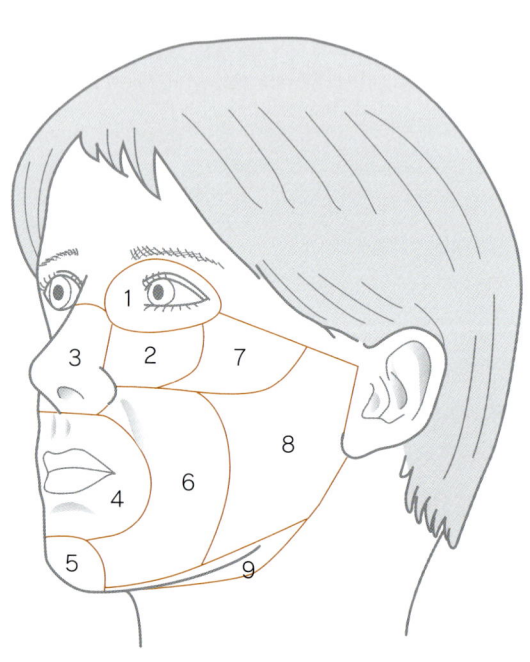

1　眼窩部
2　眼窩下部
3　鼻部
4　口部
5　オトガイ部
6　頰部
7　頰骨部
8　耳下腺咬筋部
9　顎下三角

みているとよくわかる．

　顔は解剖学的には，脳を収容する頭部に対して，眼，鼻，口を含む領域，つまり顔面部である．これは眉から下方へオトガイや下顎底まで，また，外耳道や下顎枝より前方の範囲で，眼窩部，眼窩下部，鼻部，口部，オトガイ部，頬部，頬骨部，耳下腺咬筋部に細分される．

　顎口腔に関係する顔の形態的特徴として，人中（ニンチュウ），鼻唇溝，オトガイ唇溝がある．
■**人　中**■上唇正中部の皮膚表面にみられる，鼻下部から赤唇縁まで垂直に走る比較的幅広い溝（p.8 図参照）．
■**鼻唇溝**■鼻翼の外側から斜めに口角外側に走る浅い溝．
■**オトガイ唇溝**■下唇下部とオトガイ部との境を横走する弓形の浅い溝．

　これらは前歯部の顎骨や口腔軟組織の炎症や腫瘍，歯の欠損，義歯の人工歯部の形態などによって影響を受ける．上下顎の歯がなくなると，口を閉じたとき下顎が大きく上昇するので鼻唇溝，オトガイ唇溝が顕著になり，頬，唇が内側に入って老人性顔貌とよばれる顔になる．義歯を製作する際には，これらが自然な状態になるように留意する．

2．顔と歯の形

　顔の形はいろいろである．通常，顔は左右ほぼ対称的であるが，完全な対称ではないことは鏡に映してみるとよくわかる．

　前歯の補綴では，とくに，上顎切歯は顔との調和が大切である．顔の輪郭を方形，尖形，卵形，その中間の形に大別すると，その上下を逆にした形がそれぞれの人の上顎中切歯の歯冠形態に相似していること，また，顔の側貌と切歯の唇面の豊隆とは関係があることが古くからいわれ，現在も人工歯の形態を考えるときの拠り所になっている．実際に前歯部人工歯の形を選択するときには，顔の形を参考にする．

3．基　準

　顔や頭に対する歯列の位置関係や歯の大きさを調べたり，補綴の際に歯列や歯の大きさを決めるときの基準として，仮想の点や線，平面が顔面上に設定されている．
(1) 基 準 点
■**耳　珠**■外耳孔のすぐ前に位置する面状の突起．耳点は耳珠の基部上縁，または外耳孔の中央最上点．
■**外眼角**■眼窩外側の点．耳珠と結んで平均的顆頭点を求めるときの基準に用いる．
■**眼窩下点**■瞳孔直下の眼窩下縁上の点．
■**鼻下点**■左右の鼻翼下縁を結ぶ線と正中線との交点．
■**オトガイ点**■オトガイ部正中線上の最も前方に突出した点．鼻下点との距離で咬合高径が表される．
(2) 基 準 線
■**正中線**■体を左右に分ける線．顔の正中線は瞳孔線の垂直二等分線．
■**瞳孔線（両瞳孔線）**■左右の瞳孔を結ぶ線．

■**カンペル線（Camper 線，鼻聴道線，カンペル平面）**■鼻翼下縁と外耳道または耳珠の上縁を結ぶ線．義歯の咬合平面の傾きを決めるときの基準として用いられる最も重要な線．

基準点・基準線・基準平面

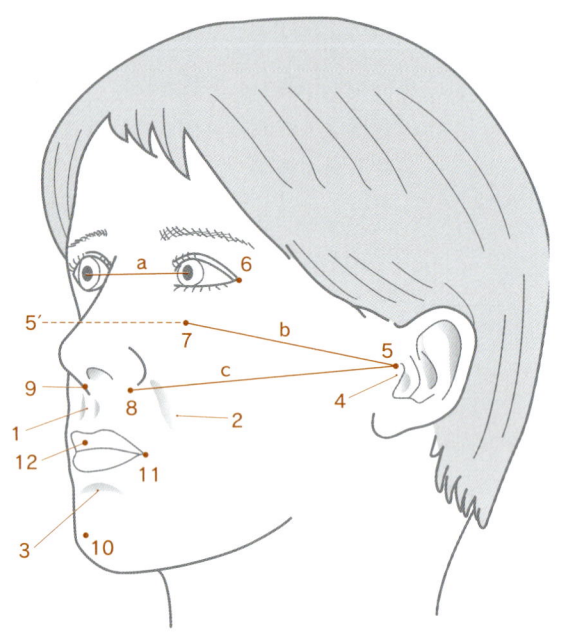

1　人中
2　鼻唇溝
3　オトガイ唇溝
4　耳珠
5　耳点
5′　反対側の耳点
6　外眼角
7　眼窩下点
8　鼻翼下縁
9　鼻下点
10　オトガイ点
11　口角
12　上唇結節

a　瞳孔線
b　眼耳平面
c　カンペル線

(3) 基準平面

■**矢状面**■体を前後に貫く垂直平面．これは無数に存在するが，そのうち正中線を含むものを正中面または正中矢状面という．
■**水平面**■体を直立させた状態で地面に平行な平面．
■**前頭面（前額面）**■矢状面に直交する垂直平面．
　矢状面，水平面，前頭面は互いに直交する（p.9 図参照）．

■**眼耳平面（フランクフルト平面，FH 平面）**■両側外耳孔上縁（耳点）と，どちらか片側の眼窩下点とを結んでできる平面．
■**咬合平面**■顔面上の基準平面ではないが，補綴学上きわめて重要な平面である．下顎の中切歯の近心隅角と左右側第二大臼歯遠心頬側咬頭頂を結んでできる平面．また，上顎中切歯の近心隅角と左右側第一大臼歯遠心頬側咬頭頂を結ぶ平面ともされる．正常歯列者では咬合平面はカンペル線とほぼ平行．
　なお，最近の定義では，咬合平面は切歯切縁と両側の臼歯咬頭頂を結んでできる歯列全体を代表する平面とされている．これは従来の咬合彎曲の定義と同じであり，混乱を招くので好ましくない．

基本的な基準平面

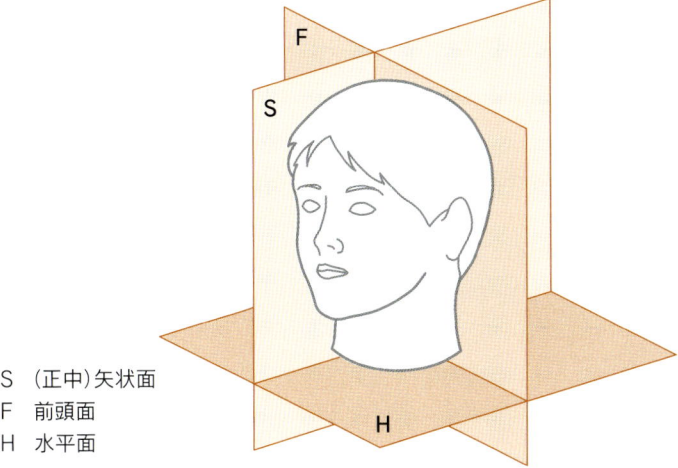

S （正中）矢状面
F 前頭面
H 水平面

(4) 方位用語

■**近心，遠心**■顔や歯列などの彎曲に沿って，正中線に近い方向を近心，遠い方向を遠心という．

■**内側，外側**■歯，歯列などの正中矢状面に近い側を内側，遠い側を外側という．

英語の近心 mesial と内側 medial を間違えないこと．なお，遠心は distal，外側は lateral である．

方位用語

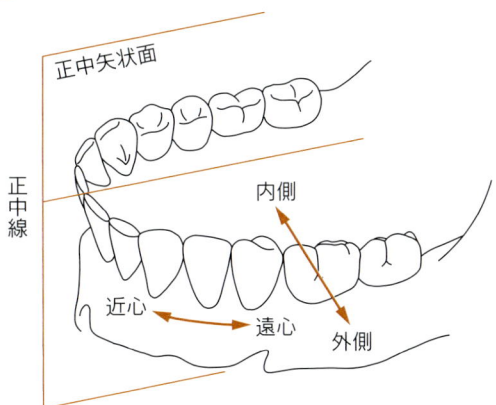

顔や頭を構成する骨は15種類ある．大別すると，頭蓋や上顎部を構成する骨と下顎部を構成する骨とがある．ここでは顎口腔系に関係する骨を取り上げる．筋の付着部や神経，血管が通る孔，管にも注目したい．

1．頭蓋，上顎部

(1) 側頭骨 頭蓋の側面中央にあり，頭頂骨，後頭骨，蝶形骨，頬骨と縫合によって，また，下顎骨とは関節によって接続している．

外側面には外耳孔があり，その上部から前方に頬骨突起が延びて，その基部に下顎窩，関節結節などがある．外耳孔の後下部には胸鎖乳突筋が停止する乳様突起がある．外耳孔付近の内側では錘体が突出し，その基部には茎状突起が前下方に延びている．茎状突起は茎突舌骨筋，茎突舌筋の起始部である．

普通，ほほ骨とよばれるのは頬骨であるが，これより後方へ連なる骨の部分が頬骨弓で，その上方は側頭窩となり，側頭筋で占められている．頬骨弓の下方から内方の部分は側頭下窩である (p.12参照)．

(2) 蝶形骨 頭蓋底を形成する複雑な形の骨で，中央の体部から左右に大翼と小翼がひろがり，下方へは左右の翼状突起が延びている．

翼状突起は内側板，外側板に分かれ，その間に翼突窩がある．大翼下面と翼状突起外側板外面は外側翼突筋の起始部であり，翼突窩に面する外側板内面は内側翼突筋の起始部になっている．つまり，翼状突起外側板の外面と内面に外側翼突筋，内側翼突筋が付着していることになる．

大翼には前方から正円孔，卵円孔，棘孔が開いていて，それぞれ上顎神経，下顎神経，下顎神経硬膜枝と中硬膜血管が通っている．

翼状突起の基部には翼突管神経などが通る翼突管が貫いている．翼突管は外部からはみえない．

(3) 上顎骨 上顎部を構成する骨で，体部，前頭突起，頬骨突起，歯槽突起，口蓋突起からなる．体部内には副鼻腔の1つである上顎洞があり，体部前面には眼窩下神経，血管が通る眼窩下孔が開口している．

眼窩下孔は眼窩上孔（前頭骨），オトガイ孔（下顎骨）とともに三叉神経各枝の開口部で，顔面痛の検査の対象となる．触診で圧痛があると，その三叉神経枝の領域が関係していると判断される．バレー（Valleix）の圧痛点として，とくに三叉神経痛の診断に用いられる (p.20参照)．

体部後面は豊隆していて上顎結節とよばれるが，臨床でいう上顎結節とは異なる．口蓋突起は体部から内方へ水平に延びて，両側の突起が正中で合わさって骨口蓋の前部をなしている．口腔面の前方部には鼻口蓋神経が通る切歯孔が開いている．

口蓋突起は正中で口腔面が膨隆して口蓋隆起を形成することがあり，腫瘍を疑って来院する人もいる．

歯槽突起は臨床では歯槽骨とよんでいる．歯がなくなると，その部分の歯槽突起は徐々に低くなっていく．そのため最後臼歯の後方にある歯槽突起が残って隆起状になるため，臨床ではこの部分を上顎結節とよんでいる．この上顎結節遠心部と蝶

頭蓋骨

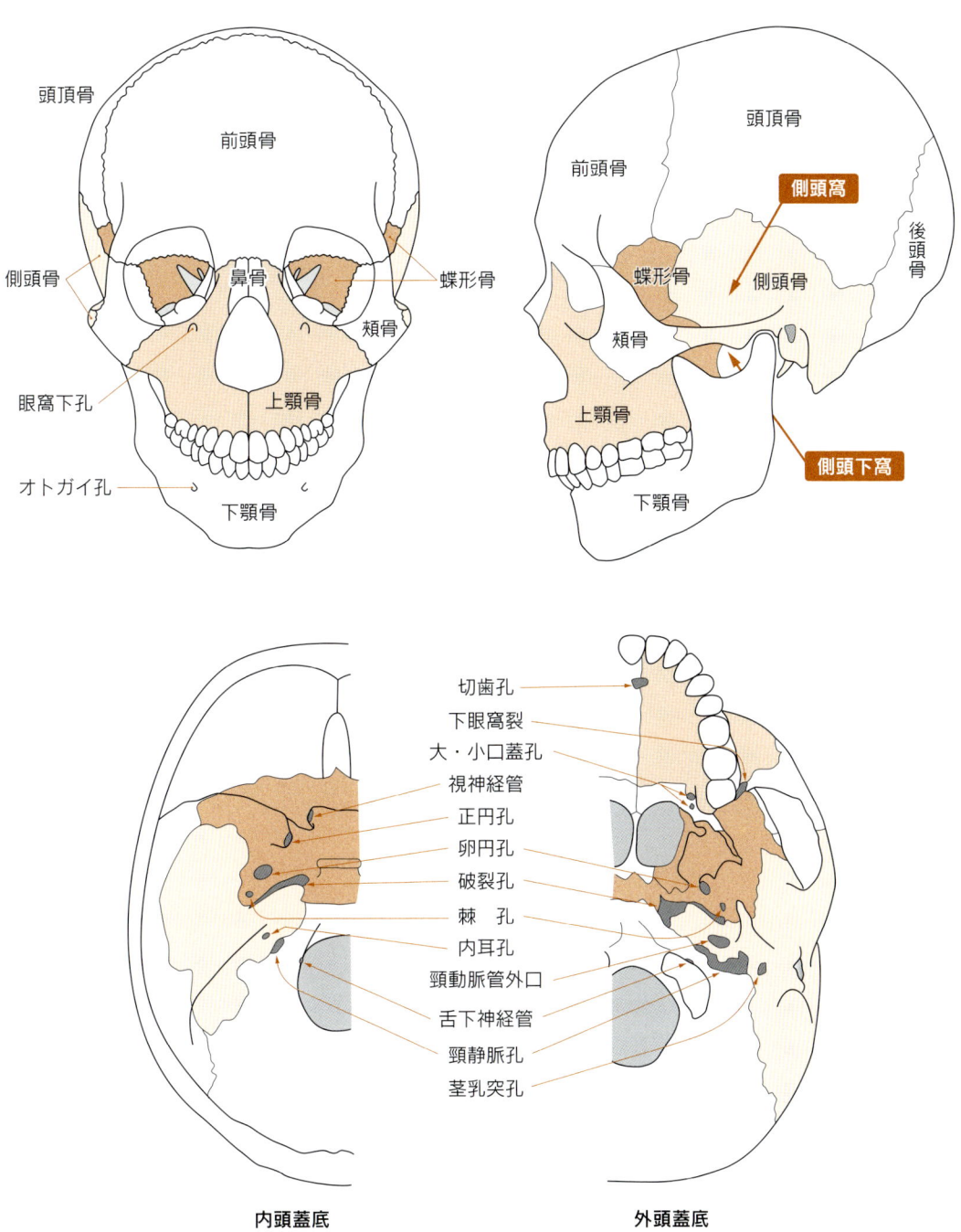

形骨翼状突起内側板尖端の翼突鉤との間には翼突下顎縫線が通っている．口蓋粘膜面ではこの部は凹んでいてハミュラーノッチ（鉤切痕，翼突上顎切痕）とよばれ，義歯の後縁を決定するときの参考点に用いられる．

■**側頭下窩**■頬骨弓の下内方にある空間で，上は蝶形骨大翼，前は上顎骨体部，内側は蝶形骨翼状突起で囲まれ，主に内側・外側翼突筋で占められている．

■**翼口蓋窩**■側頭下窩の前上内方に位置する上顎骨体部後面と蝶形骨翼状突起との間にある狭い空間．内側は口蓋骨上顎板，前は上顎骨体部，後ろは翼状突起で囲まれ，外側は内側・外側翼突筋でおおわれている．この空間には三叉神経の分枝と交感神経叢からの枝からなる翼口蓋神経節があり，神経や血管が眼窩，鼻腔，口腔の各方面に分かれる重要な場所となっている（p.21 図参照）．

側頭下窩周辺

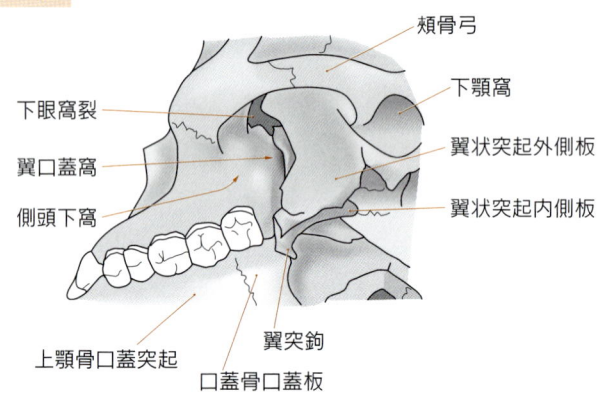

翼口蓋窩とその交通

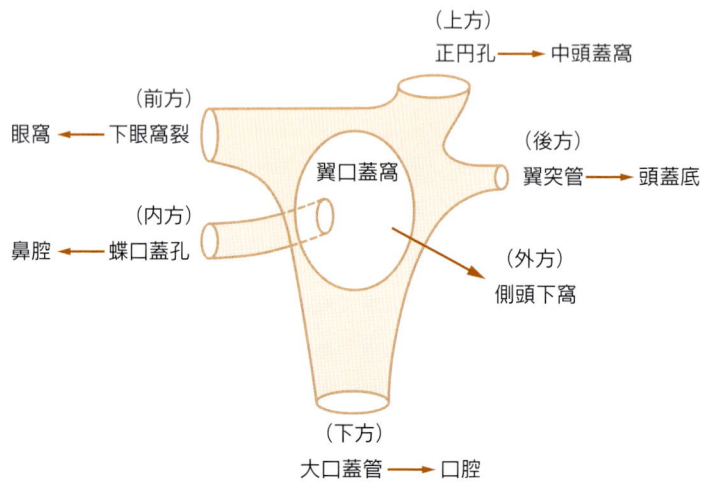

(4) 口蓋骨 上顎骨の後ろにある骨で，上顎板と口蓋板からなる．口蓋板は左右が正中で合わさって骨口蓋の後部を形成している．口蓋板の口腔面外側の上顎骨との境には大口蓋孔が，また，それよりやや後方には小口蓋孔が開口して，それぞれ口蓋管からの大・小口蓋神経，血管が通っている．

　頭蓋骨の孔，管を通る神経，血管については p.29 **表**を参照のこと．

2．下顎部

(1) 下顎骨 下顎体と下顎枝に分けられる．体部上縁には歯槽部が，外側面中央にはオトガイ隆起が，第二小臼歯部下方には下顎管の開口部としてオトガイ孔がある．下顎枝には，その上端に下顎切痕を挟んで筋突起，関節突起がある．関節突起は下顎頸と下顎頭に区別される．下顎頸の翼突筋窩には外側翼突筋が停止する．下顎枝内面には中央に下顎孔が開口し，これより下顎体内に下歯槽神経，血管を通す下顎管がオトガイ孔まで延びている．下顎体内面の中央にはオトガイ舌骨筋，オトガイ舌筋の起始部のオトガイ棘があり，その外側には斜めに後上方へ走って下顎枝前縁に達する顎舌骨筋線の隆起がある．これは顎舌骨筋の起始部で，その前上方には舌下腺窩，後下方には顎下腺窩がある．

　下顎体歯槽部は上顎骨の場合と同様に，臨床では歯槽骨とよぶが，歯がなくなると吸収されて平坦になる．そのため，最後臼歯の後ろの軟組織，もともと歯がなかった部分が隆起したようになる．臨床ではこの部分をレトロモラーパッドとよんでいる（p.39 参照）．

(2) 舌骨 喉頭の上方で舌根の下部にある下顎骨に似た骨．体部と大角，小角に区別され，舌骨筋群が付着する．

下顎骨

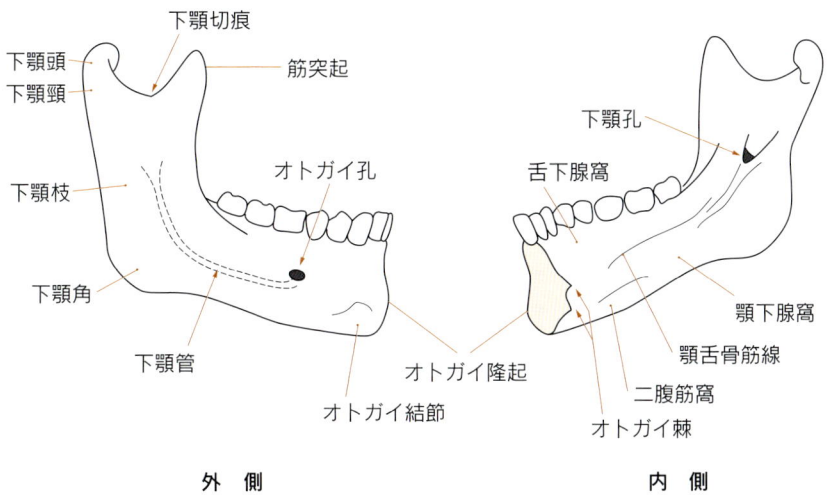

外　側　　　　　　　内　側

骨　13

筋と神経

　筋と神経についての解剖学的，生理学的な知識は，下顎の運動や筋の機能を理解したり，診察や診断するのに必須である．

1．咀嚼筋と関連筋群

(1) 咀嚼筋　これには咬筋，側頭筋，内側翼突筋，外側翼突筋が含まれる．いずれも三叉神経第3枝の下顎神経に支配され，下顎の位置や下顎運動など顎の機能にかかわっている．

■**咬　筋**■頬部にある代表的な咀嚼筋で，浅部，深部に区別される．浅部は頬骨弓下縁から起こり下顎角外側面に停止し，深部は頬骨弓の浅部起始の下から起こり下顎骨上行枝外側面に停止する．浅部の収縮により下顎は上方，前方に引かれ，深部の収縮により下顎は挙上される．強くかみしめると，頬で浅部が膨隆するのがみえる．深部は耳の少し前で，凹んだところにある．

■**側頭筋**■広く頭蓋側頭部や側頭窩から起こり，頬骨弓の内側を通り下顎骨の筋突起に停止する．前部の収縮により下顎は挙上され，後部の収縮により下顎は後方へ引かれる．こめかみに触れながらかみ合わせをすると，前部が収縮するのがわかり，耳の少し上のところに触れながら下顎を後退させると，後部の収縮がわかる．

　側頭筋停止部は大きく開口すると筋突起が前進するので，口腔内で頬粘膜を通して触れることができる．上顎骨歯槽部との距離が小さい人では歯槽粘膜と頬粘膜との間が狭くなり，上顎大臼歯の支台歯形成がしにくいことがある．その場合には開口量を小さくさせたり，下顎を側方に偏位させるなどして行う．

■**内側翼突筋**■主に蝶形骨翼状突起の外側板内面の翼突窩に面した部から起こり，下顎角内側面に停止する．下顎骨を咬筋と内外で挟むような位置関係にあり，この筋の収縮により下顎は前上方で内側へ引かれる．下顎角を内側から外側に向かって押さえると停止部に触れることができる．

■**外側翼突筋**■起始は上下2頭に分かれていることが多く，上頭は蝶形骨大翼下面から，下頭は翼状突起外側板外面から起こり，大部分は下顎頸部の翼突筋窩に，一部は関節円板に停止する．下頭は下顎頭を前下内方へ引く作用があるが，上頭は下顎の閉口運動などの際に下顎頭の動きを規制するといわれる．この筋は側頭下窩に

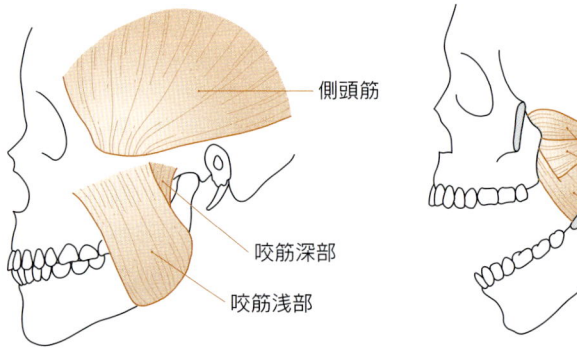

咀嚼筋

あるため触れることはほとんどできないが，人によっては口腔内から上顎結節に向かって後上内方で触れられることがある．

筋の付着部

外　側　　　　内　側

前頭断面

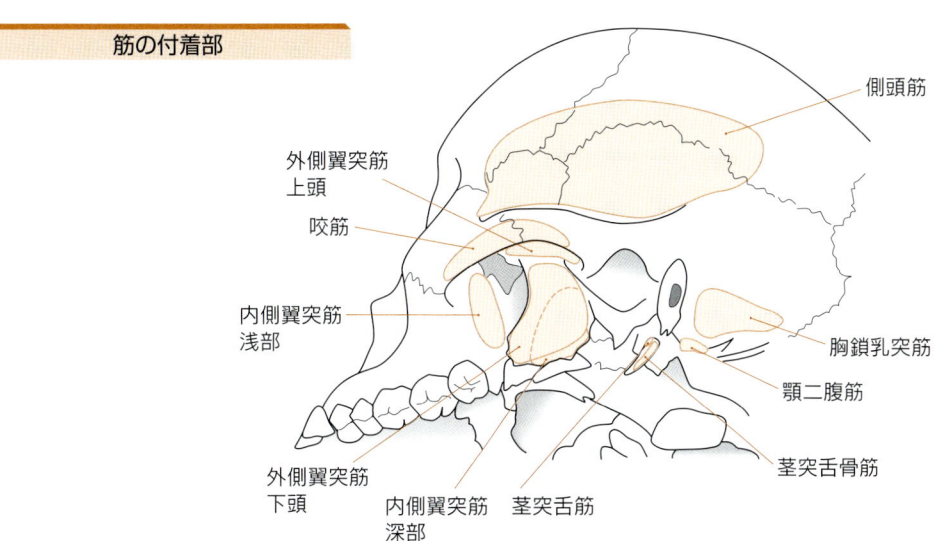

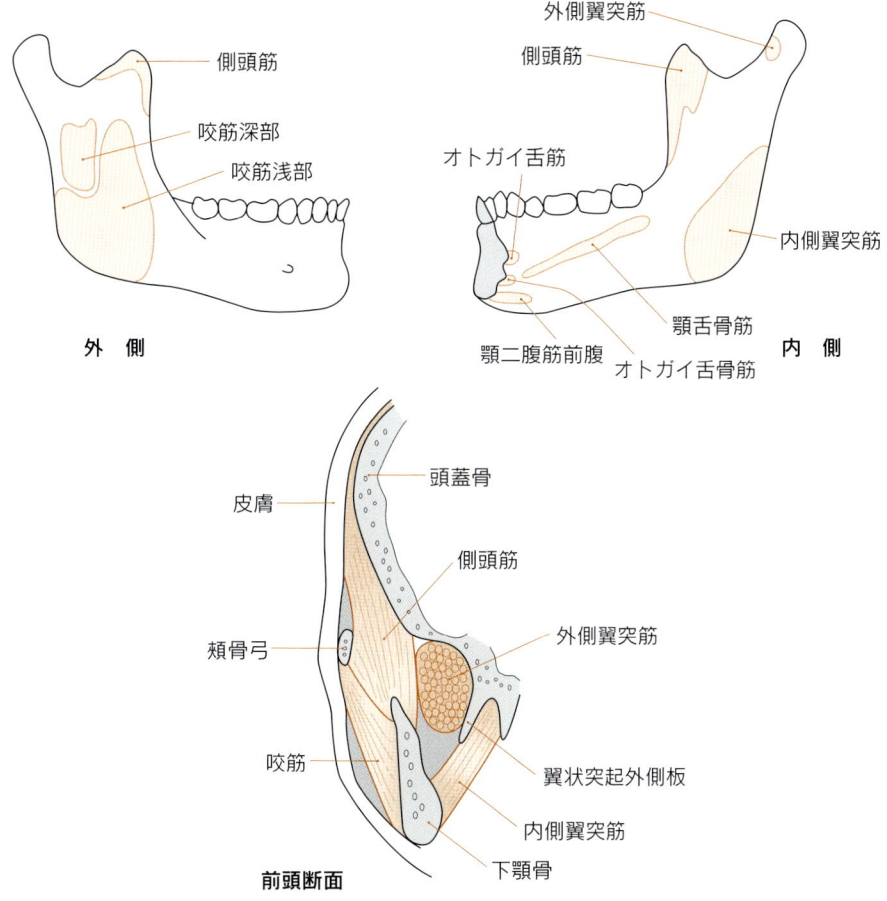

(2) 咀嚼筋に関連して働く主な筋群　これには顎二腹筋，顎舌骨筋，オトガイ舌骨筋，胸鎖乳突筋，舌筋などがある．

■**顎二腹筋**■顎二腹筋は舌骨に付着する中間腱で前後に分かれる．前腹は下顎骨の二腹筋窩から，後腹は側頭骨乳様突起内側から起こり，それぞれ中間腱に移行して舌骨外側面に停止する．顎二腹筋が収縮すると舌骨が挙上されるが，舌骨が舌骨下筋群によって固定されているときには下顎が後下方に引かれる．前部は下顎神経枝の顎舌骨筋神経に，後部は顔面神経に支配される．下顎下縁と顎二腹筋前・後腹で囲まれる範囲は顎下三角とよばれ，顎下腺と顎下リンパ節がある（p.6 図参照）．

■**顎舌骨筋**■下顎骨の顎舌骨筋線から正中部の顎舌骨筋縫線に至り，後方で舌骨に停止する．舌骨を前上方に挙上するが，舌骨が固定されているときには下顎を後下方に引く．顎舌骨筋神経に支配される．

■**オトガイ舌骨筋**■下顎骨内側正中部のオトガイ棘から顎舌骨筋の上を通り，舌骨に停止する．顎舌骨筋と同様な働きをする．舌下神経に支配される．

■**舌　筋**■骨に付着している外舌筋と舌の内部にある内舌筋とがある．外舌筋は舌の位置を，内舌筋は舌の形を変える働きをする．外舌筋，内舌筋とも舌下神経に支配される．

■**胸鎖乳突筋**■首筋の左右にある太い筋で，胸骨上端，鎖骨内側から起こり側頭骨乳様突起に停止する．この起始，停止の部位を間違えないこと．片側が収縮すると頭が反対側に回転し，両側が収縮すると頭が前傾する．下顎運動時に頭を体幹に固定して支える働きをする．副神経と頸神経叢からの枝に支配される．

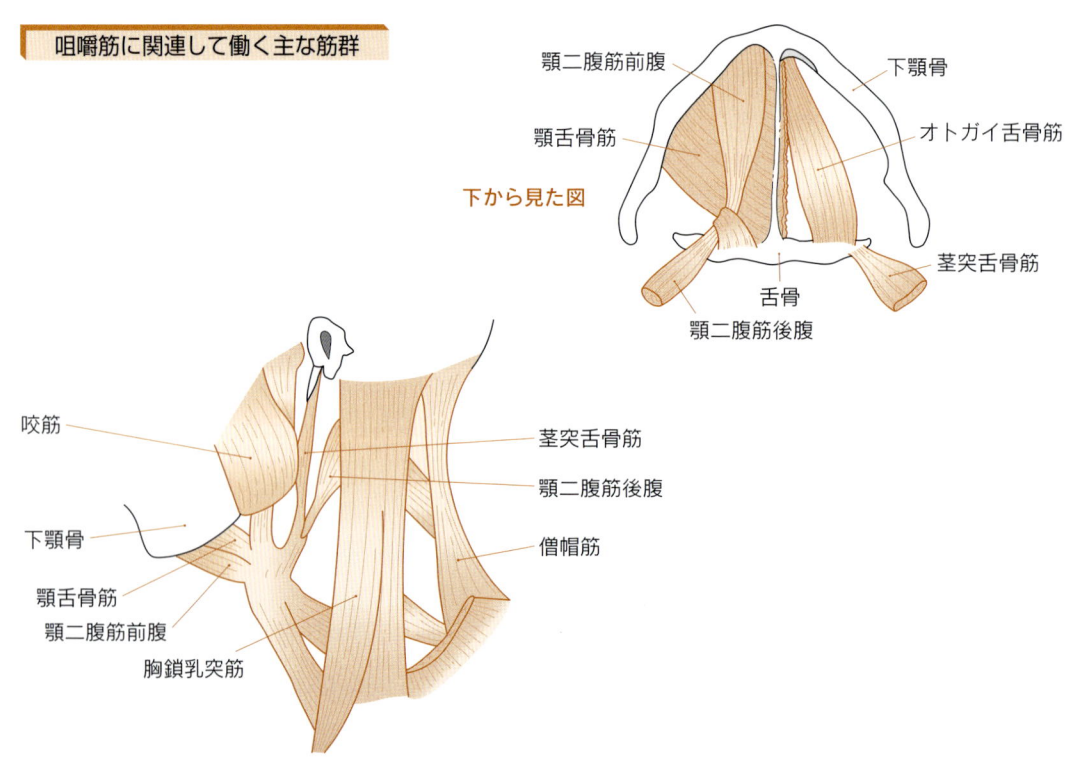

咀嚼筋に関連して働く主な筋群

(3) 補綴に関係する筋　前記の顎の機能にかかわる筋の他に，口の周囲の筋や軟口蓋を形成する筋も補綴治療に関係することがある．

口の周囲の筋には，口輪筋，頬筋，大・小頬骨筋，口角挙筋，上唇挙筋，口角下制筋，下唇下制筋，笑筋，広頸筋などがある．口角のすぐ外側でこれらの筋の筋束が交叉するため，その部分が厚くなり，結節状になる．これをモディオラス（結節）といい，無歯顎の補綴では自然な表情を回復させるのに重要な場所になっている．

軟口蓋を形成する筋には，口蓋咽頭筋，口蓋帆張筋，口蓋帆挙筋，口蓋舌筋，口蓋垂筋がある．

口の周囲の筋

口腔と関係する筋

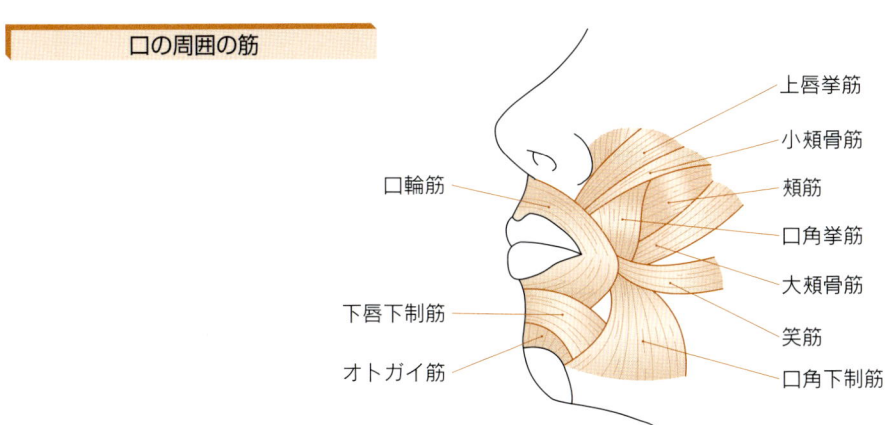

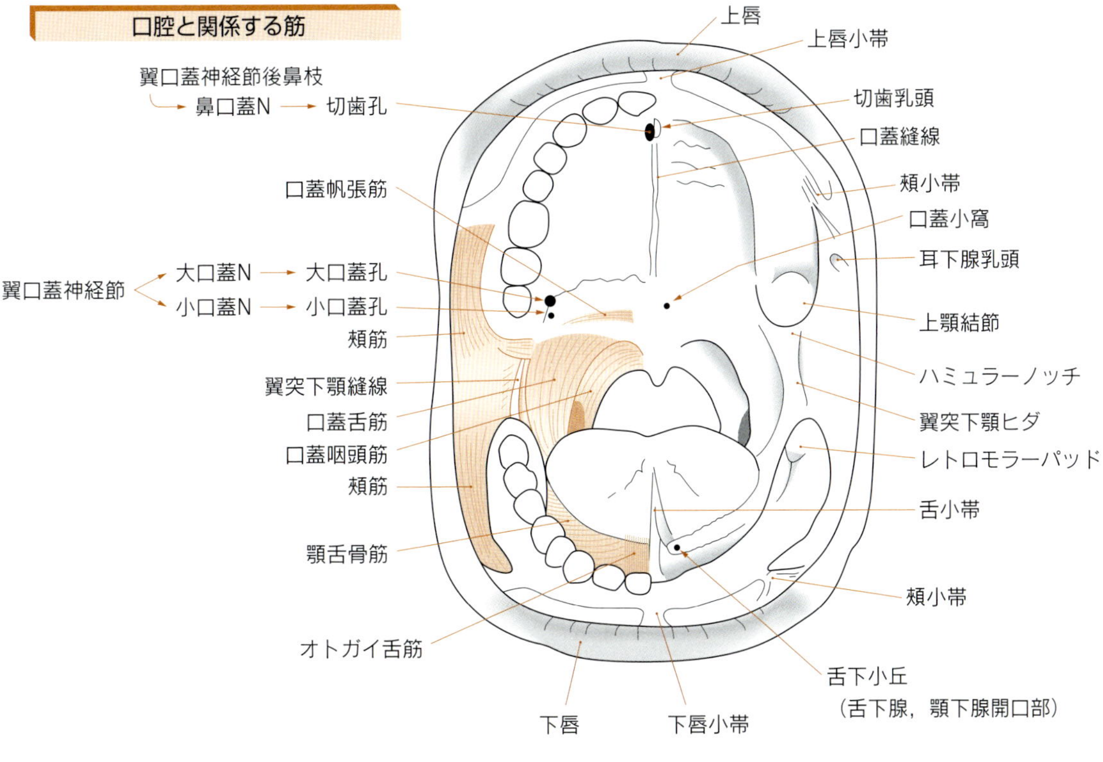

(4) 下顎運動と筋の関係

　通常の開口運動では，閉口筋である咬筋，側頭筋，内側翼突筋は緊張が抑制され，開口筋である外側翼突筋と顎二腹筋や舌骨筋群が緊張して下顎骨を下降させる．下顎頭を移動させないで行う蝶番的な開口運動では，外側翼突筋下頭は働かない．

　開口した状態からの閉口運動では咬筋，側頭筋前部，内側翼突筋が緊張して，下顎骨をつり上げる．

　閉口した状態からの前方運動では，咬筋，側頭筋前部，内側翼突筋，外側翼突筋が緊張する．

　前方の位置からもとに戻す運動では，前方運動に働いた筋群の緊張が抑制され，側頭筋後部，舌骨筋群がわずかに緊張する．閉口した状態からの後方への運動はほとんどの人ができるが，それには側頭筋後部，顎二腹筋，舌骨筋群が強く緊張する．

　側方への運動では，歯をかみ締めないときは運動する側の側頭筋後部，顎二腹筋，舌骨筋群と反対側の外側翼突筋が緊張する．歯ぎしり運動をするときは舌骨筋群の緊張は抑制され，代わって咬筋や側頭筋前部，内側翼突筋の緊張が加わる．

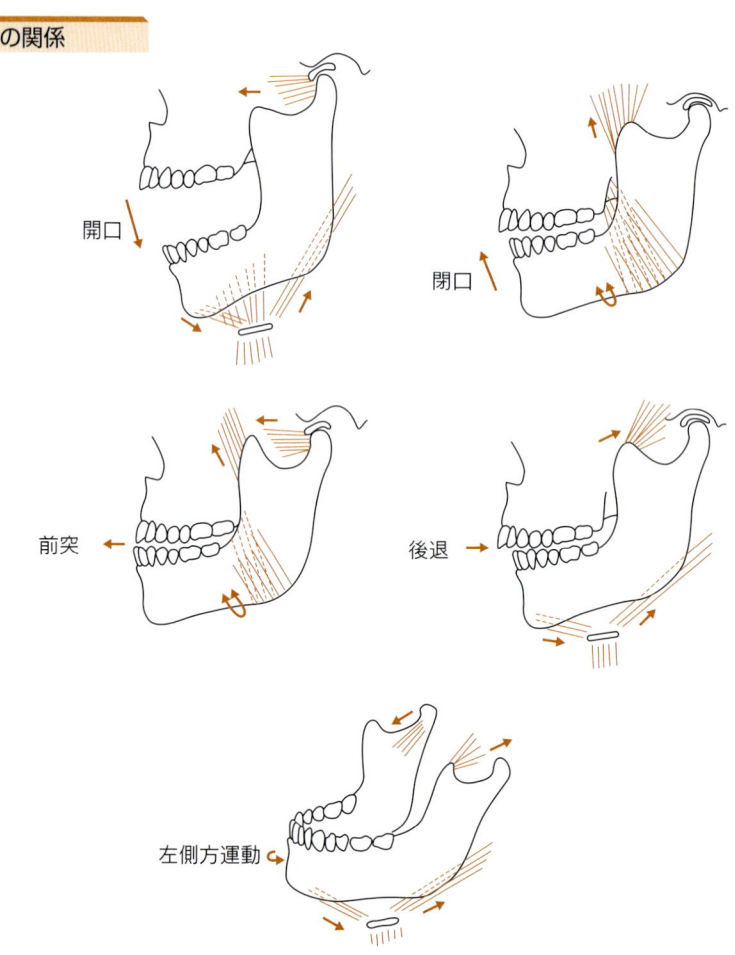

下顎運動と筋の関係

(5) 筋の触診法　筋の緊張状態を臨床的に調べるために触診が用いられる．これは補綴臨床の検査項目の1つとして行われる．各筋の一定の部位を術者が両手の指で軽く圧迫して，痛みや違和感の有無を問う方法である．筋が正常な緊張状態であれば違和感などは感じられないが，緊張が著しく亢進している場合には痛みや違和感などが出てくる．緊張の異常亢進は，精神的・身体的原因あるいは顎口腔系に関する局所的原因で生じる．触診して異常があるときは，その部位と程度を記録し，検討資料にする．

咬筋浅部の触診

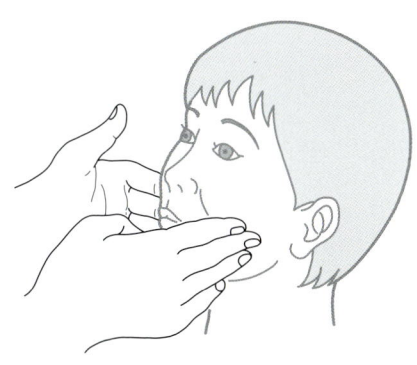

触診の部位

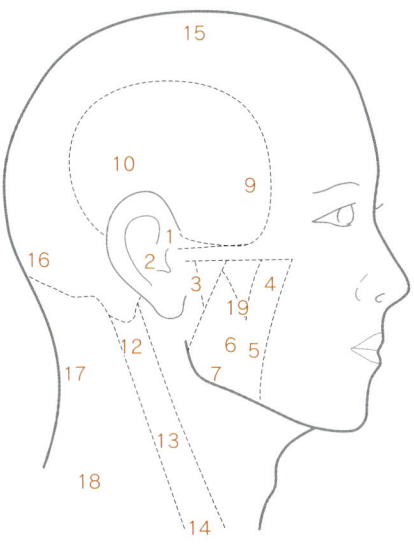

1　顎関節外側	7　咬筋浅部停止	13　胸鎖乳突筋中央	19　側頭筋停止
2　顎関節後側	8　内側翼突筋停止	14　胸鎖乳突筋起始	20　内側翼突筋前縁
3　咬筋深部	9　側頭筋前部	15　頭頂部	21　外側翼突筋部
4　咬筋浅部起始	10　側頭筋後部	16　後頭部	22　口底部
5　咬筋浅部前縁	11　顎二腹筋後腹	17　後頸部	23　舌
6　咬筋浅部中央	12　胸鎖乳突筋停止	18　肩部	

2. 神経系

　顎口腔系に関係する主な神経は，脳神経のうち三叉神経，顔面神経，舌咽神経，舌下神経などである．

(1) 三叉神経　脳神経の第Ⅴ枝．顔面，頭部の広い領域の知覚を支配する．頭蓋内の三叉神経節で眼神経，上顎神経，下顎神経の3枝に分かれ，それぞれ上眼窩裂，正円孔，卵円孔を通って頭蓋外に出る．

▶眼神経は視覚（視神経）とは無関係．本幹は眼窩内から眼窩上孔や前頭切痕を経て前頭部に分布する．眼窩上孔は眼窩下孔，オトガイ孔とともに触診の対象となる部位である．

▶上顎神経の顎口腔領域に関係する分枝は，眼窩下神経，上歯槽神経，翼口蓋神経で，上顔面皮膚と上顎，口蓋の粘膜の知覚を支配する．

　翼口蓋窩には翼口蓋神経節がある．翼口蓋神経節には上顎神経が正円孔から入り分枝したあと，下眼窩裂に抜ける．後方の翼突管からは翼突管神経（顔面神経系の大錐体神経と自律神経系の内頸動脈神経叢からの枝）が入る．蝶口蓋孔から後鼻枝が鼻腔内に出て，さらに鼻口蓋神経となって切歯孔を経て口蓋に分布する．また，大・小口蓋神経が下行し，大・小口蓋孔から口蓋に分布する．

▶下顎神経は下顎と側頭部の知覚，咀嚼筋などの運動を支配する．筋の運動に関係するのは，咬筋神経，深側頭神経，内側翼突筋神経，外側翼突筋神経，顎舌骨筋神経などである．知覚に関係するのは，頬神経，耳介側頭神経，下歯槽神経，オトガイ神経，舌神経などである．

　三叉神経が圧迫や障害を受けると，それに関係した支配領域に三叉神経痛の激しい痛みが生じる．そうした痛みの治療として神経ブロックがある．

　上下顎の伝達麻酔は，眼窩下孔，上顎結節，下顎孔，オトガイ孔付近に行われ，おのおの眼窩下神経，後上歯槽枝，下歯槽神経，オトガイ神経の支配領域が対象となる．一般の補綴臨床では，上下顎犬歯や下顎臼歯の歯髄処置，ときには支台歯形成時に，浸潤麻酔では効果がない場合に眼窩下孔，下顎孔に伝達麻酔が行われる．

三叉神経の支配領域

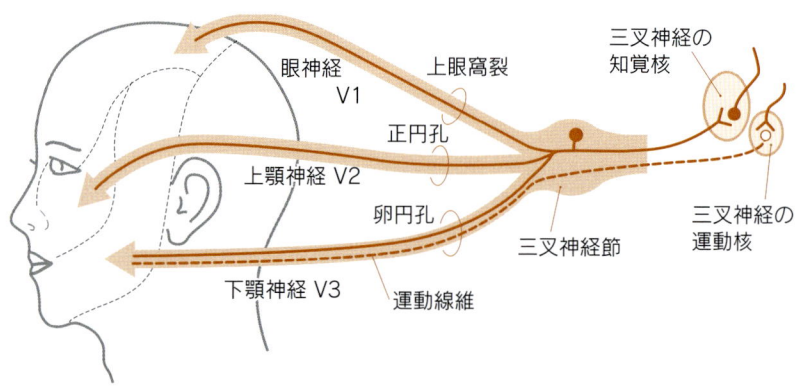

三叉神経

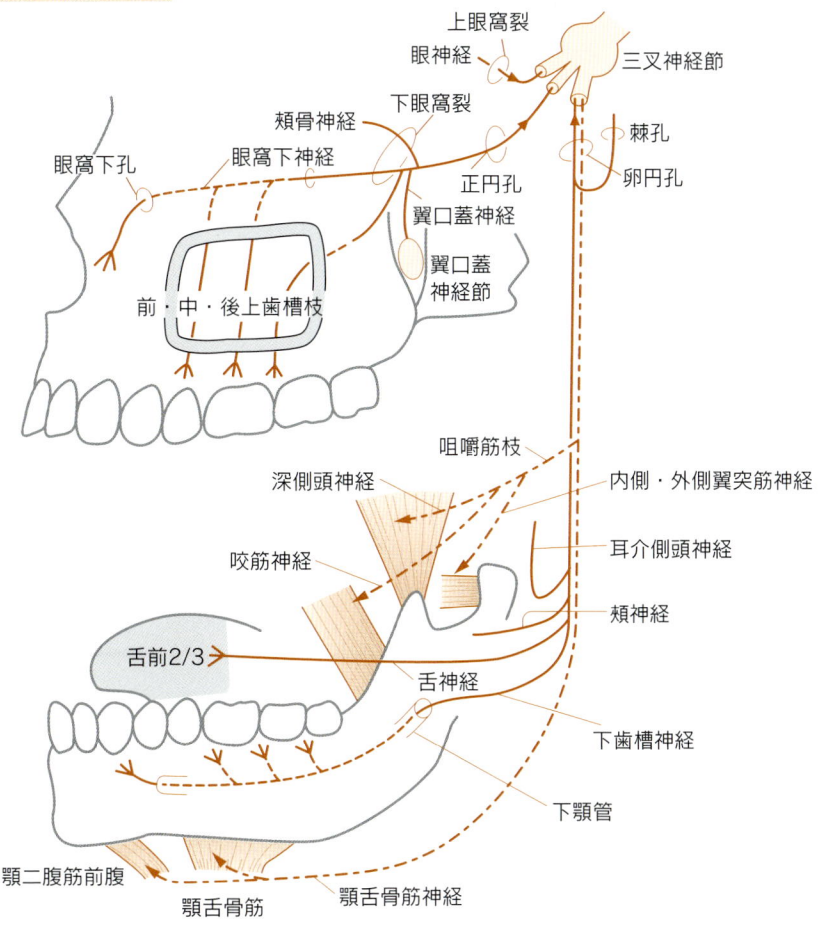

翼口蓋窩を通る神経

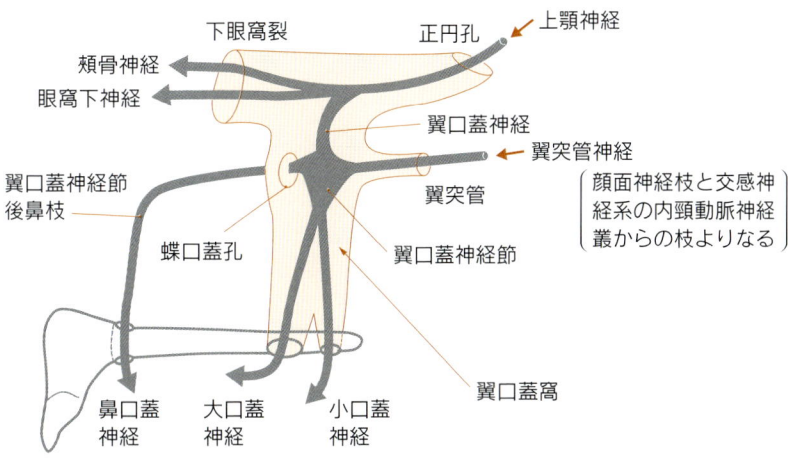

筋と神経

(2) **顔面神経** 脳神経の第Ⅶ枝．内耳孔から側頭骨内に入り，膝神経節を経て分枝しながら茎乳突孔から外に出て，さらに分枝しつつ顔面筋に分布する．主に顔面筋の運動をつかさどるが，舌神経と鼓索神経を経る味覚線維によって舌の味覚に関係する部分もある（p.45 参照）．また，舌下腺，顎下腺の分泌や涙腺を支配する．

　顔面神経が傷害されると，傷害された部位によって異なるが，顔面筋の麻痺や，顎口腔領域では唾液の減少，味覚障害などが生じる．

(3) **舌咽神経** 脳神経の第Ⅸ枝．主に舌と咽頭に分布する．頸静脈孔から頭蓋外に出て上・下神経節をつくり，舌根部に味覚線維と知覚線維を送っている．その途中では鼓室神経を分枝し，鼓室神経叢を経て小錘体神経として耳下腺の分泌をつかさどる．

(4) **舌下神経** 脳神経の第Ⅻ枝．舌筋，舌骨筋の運動を支配する．

　この他，胸鎖乳突筋や僧帽筋の運動を支配する副神経がある．

顔面神経

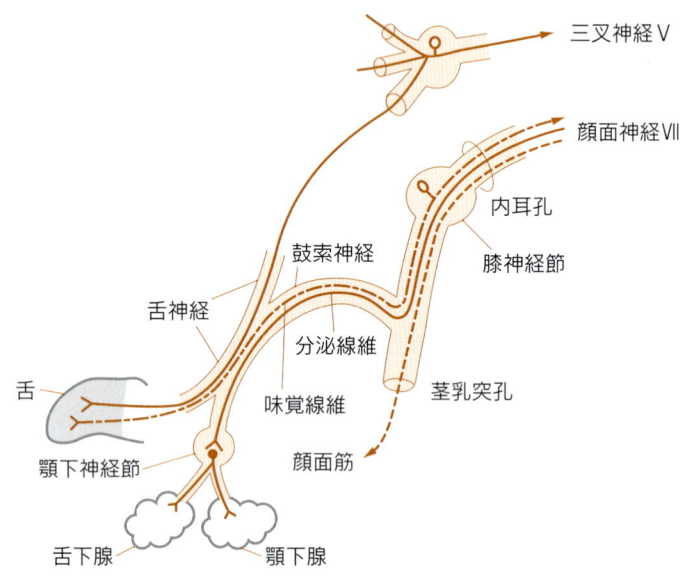

舌咽神経

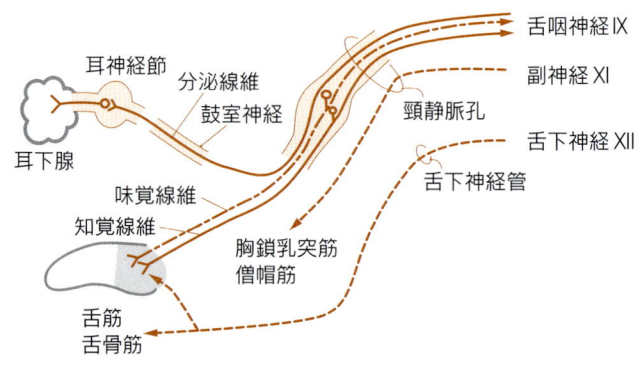

3. 顎口腔系の神経筋機構

　歯根膜や顎関節周囲には感覚受容器があり，それぞれの興奮は求心性線維により知覚中枢に伝達され知覚される．これはさらに介在線維を経て運動中枢にも伝達され，遠心性線維によって筋の収縮を引き起こすように働く．筋には感覚受容器に相当する筋紡錘や腱器官があって，その興奮は運動中枢に伝達され，ただちに筋の収縮が引き起こされる．

　つまり，筋は神経系により支配されて機能するが，その基礎となるのは反射である．

顎口腔系の神経筋機構

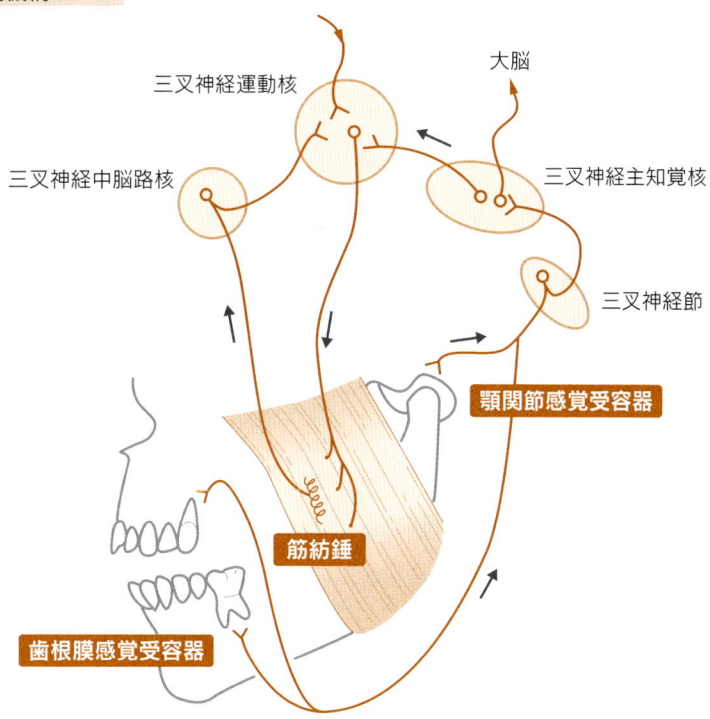

(1) **反 射 弓**　脊髄や延髄などの後根に入った知覚神経線維が，大脳皮質までの経路を経ないで，運動神経線維に連絡するような経路を反射弓という．反射には，知覚神経線維と運動神経線維が直接連絡している単シナプス反射と，間に1個から数個の介在神経線維がある多シナプス反射がある．

　反射によって起こる運動を反射運動という．熱い物に無意識に触れたとき瞬間的に手を引っ込めるのは反射運動である．

(2) **下顎反射**　これは，顎口腔領域で刺激に対して反射的に下顎が開いたり閉じたりする一過性の動作である．硬い物を急にかんだときに開口する開口反射，閉口筋を強く刺激したり，口蓋粘膜や舌背を軽くこすったときに閉口する閉口反射，下顎を急に開くように叩いたときに閉口する下顎張反射などがある．

　下顎反射は日常生活や臨床でよくみられる．たとえば，下顎の歯に築造支台を合

反射弓

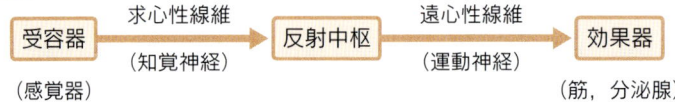

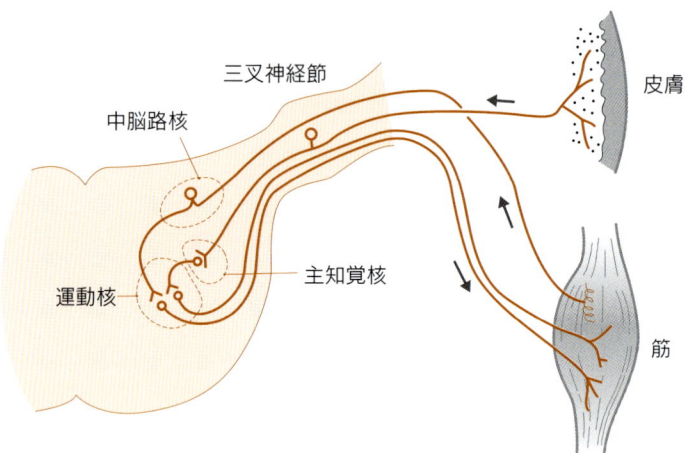

受容器（感覚器） →求心性線維（知覚神経）→ 反射中枢 →遠心性線維（運動神経）→ 効果器（筋，分泌腺）

下顎反射

開口反射

歯根膜 →(A)→ 主知覚核 → 運動核 →α→ 閉口筋　抑制／開口筋　収縮

下顎張反射

閉口筋 →Ⅰa→ 中脳路核 → 運動核 →α→ 閉口筋　収縮／開口筋　抑制

歯根膜咬筋反射

歯根膜 →(B)→ 中脳路核 → 運動核 →α→ 咬筋緊張増加

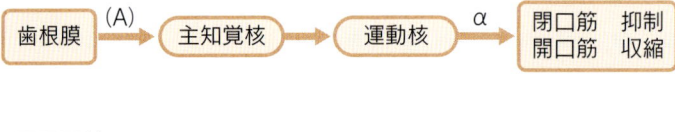

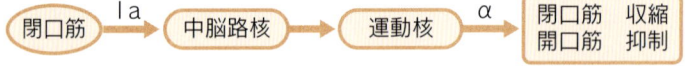

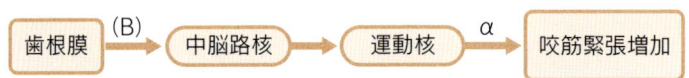

着するときに叩いたりすると，下顎は急に閉じるような動きをする．

(3) 歯根膜咬筋反射　歯を叩くなど歯根膜を機械的に刺激したときに咬筋の緊張が亢進する反射である．歯根膜の感覚受容器からの情報は，三叉神経節から延髄にある三叉神経主知覚核に達し，感知されると同時に線維を変えて運動核に，あるいは感覚受容器からの情報が直接三叉神経中脳路核を経て運動核に達する．運動核からは運動神経線維を通じて筋，とくに，咬筋の緊張を高めるように作用する．

(4) 咀嚼筋の自己受容性反射　反射弓の受容器と効果器とが同じ組織内にある場合を自己受容性反射という．自己受容性反射は咀嚼筋

にもみられ，下顎の位置の調整にかかわっている．これには筋紡錘が関係し，筋が伸展されるとそれを感知して中枢に信号を送り（Ⅰa線維），反射性に（α線維）その筋を収縮させる働きをする．筋紡錘にはその感度を調節する遠心性の神経線維（γ線維）が入り，中枢からの指令を常に受けている．つまり，中枢が興奮するとγ線維により筋紡錘の感度が鋭敏になり，筋のわずかな伸展にも反応して収縮を起こさせるように作用する．精神的なストレスによって咀嚼筋の緊張が高まるのにはこのγ線維が関係している．

歯根膜咬筋反射

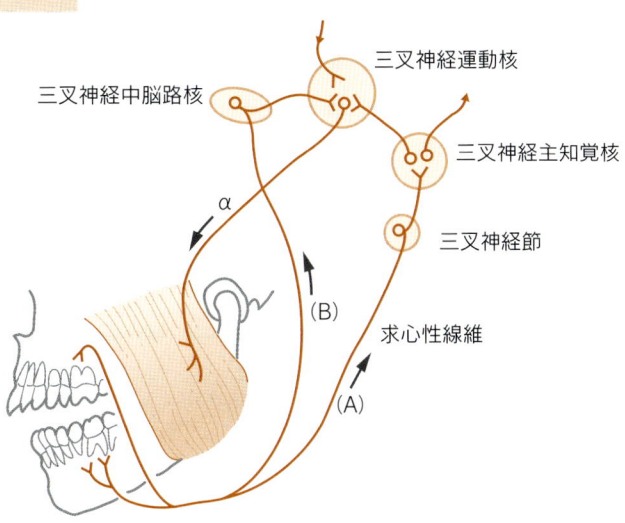

咀嚼筋の自己受容性反射

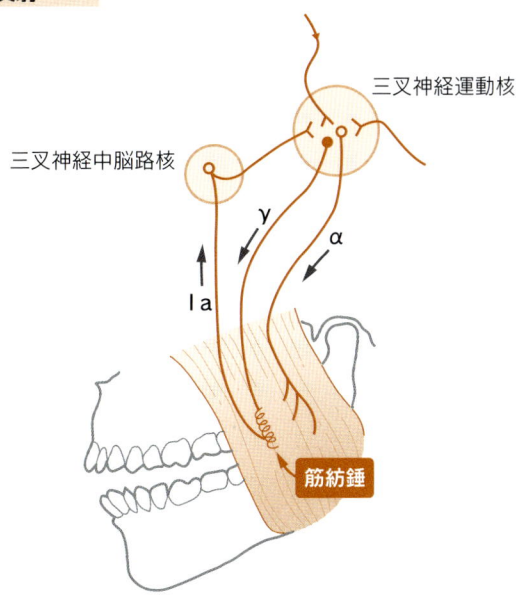

筋と神経

顎関節

顎関節は頭蓋と下顎部とを連結する関節で，側頭骨下顎窩と下顎骨下顎頭との間に営まれている．この関節は体の他の関節と異なり，可動部となる骨（下顎骨）の両端が１つの固定部（頭蓋）と連結していることと，両者間には関節円板が介在することで構造的にも関節運動としてもきわめてユニークである．

1．顎関節の構造

(1) 軟組織 顎関節全体は靱帯様の関節包でおおわれている．関節包内外には多数の感覚受容器があり，下顎神経の分枝である咬筋神経，耳介側頭神経などが分布して痛みや運動，圧などの知覚をつかさどっている．関節周囲には毛細血管が分布するが，成人では関節円板の中央部には神経，血管とも存在しない．

関節包の外側には外側靱帯があり，関節包とともに下顎頭の運動を規制している．

下顎頭の翼突筋窩と関節円板前方部には外側翼突筋が停止する．筋線維の大部分は下顎頭に付着し，わずかのものが関節円板に付いている．この筋の収縮によって下顎頭，関節円板が前進する．関節円板後部は疎性結合組織に移行し，下顎頭や関節円板が前方移動するときにはこの組織は伸展する．

(2) 下顎窩 これは頬骨弓基部の関節隆起後方に位置している．関節機能に関係するのは関節隆起の後方斜面である．開口するとき下顎頭は関節円板を介してこの斜面に沿って前進し，最大開口したときには関節隆起をわずかに越える．下顎窩の中央最深部の骨は非常に薄く，そこでは関節機能が営まれないことは明白である．

(3) 関節円板 これは，線維性結合組織からなる軟骨様のもので，全周が関節包と結合するが，前方部は外側翼突筋に移行している．下顎頭の関節面に当たる関節円板中央部は薄く，その前後は厚い．関節円板は，開口時には下顎頭とともに外側翼突筋によって前方へ引っ張られて前方移動するが，そこから閉口する際には関節円板を直接後方へ引っ張る組織がないので，下顎頭に促されるかたちで後退する．こうした構造的な関係や下顎頭からの圧によって，関節円板には下顎頭からの転位や変形，穿孔などがよく起こる．

顎関節の組織像

関節円板／関節軟骨／上関節腔／下関節腔／後部軟組織血管網／外側翼突筋上頭／外側翼突筋下頭／下顎頭

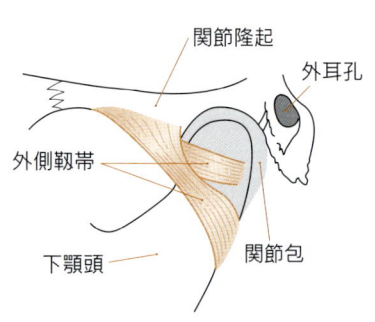

顎関節の外側組織

関節隆起／外耳孔／外側靱帯／下顎頭／関節包

2. 顎関節の運動

(1) 下顎頭と関節円板　下顎頭は関節円板との間で回転運動を，また，関節円板は下顎窩関節面との間で滑走運動をする．口を普通に開く，つまり，習慣性開口運動をするときには，下顎頭は関節円板との間で回転運動をしながら関節円板とともに前方へ移動する．開口した状態から口を閉じるときには，下顎頭は関節円板とともに後方へ移動しつつ関節円板に対する回転量を増しながら，もとの閉口位に戻る．下顎を後方へ引きつけながら開口する蝶番運動の範囲では，関節円板は前方へ移動せず，下顎頭が関節円板に対して回転運動するだけである．関節円板は常に下顎頭の関節面上にあるのが正常で，側方へ下顎を動かす場合でも運動する側（作業側）の下顎頭は関節円板とともにわずかに後方や後外方へ移動し，反対側（非作業側）の下顎頭は開口運動の場合のように関節円板とともに前方やや内方へ大きく移動する．

(2) 顎関節の触診　こうした下顎頭の運動は関節部の皮膚上，あるいは耳孔の前壁からある程度触知できる．関節部皮膚では下顎頭外側極が，耳孔前壁からは下顎頭後部が前後に移動するのがわかる．

　顎関節の機能障害では下顎頭と関節円板の位置関係が乱れることが多く，そのために下顎運動時に関節で音が生じたり，下顎運動が制限されたりする．顎関節部を触診すると，左右の下顎頭の動きにアンバランスがみられたり，ときには関節円板が偏位するのが触知されることがある．

顎関節の運動

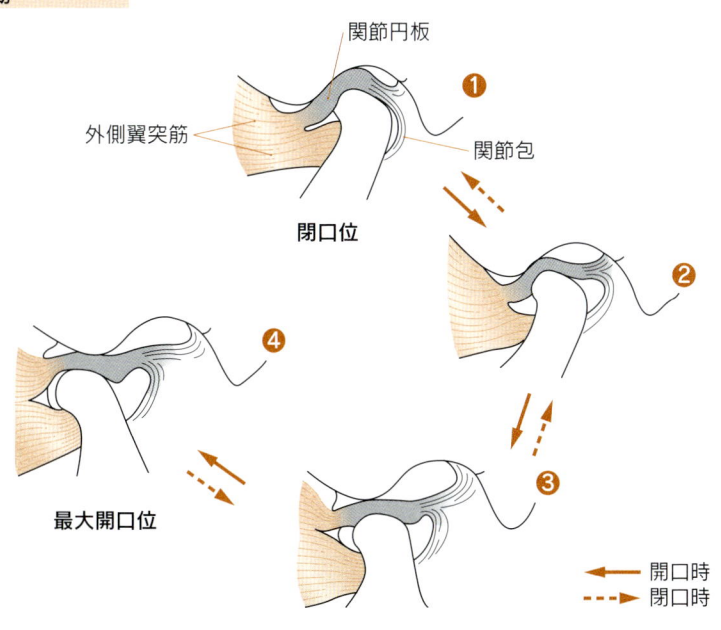

血管系

顎口腔系に関する主な動脈,静脈について整理する.

血管系は補綴の臨床に直接関係するものではないが,診療中,印象採得や支台歯形成時に顎顔面の動脈で脈拍を触れながら患者の全身状態を確認することがある.

1. 動　脈

顎口腔領域への血液の供給は外頸動脈からの枝によって行われる.外頸動脈は喉頭部の高さで内頸動脈と分かれ,顎二腹筋後腹と茎突舌骨筋の内側から下顎角の後内側を通って下顎頸の高さに達し,ここで終枝の顎動脈と浅側頭動脈に分かれる.

(1) 外頸動脈から直接顎口腔領域への分枝

■**舌動脈**■舌骨の高さで外頸動脈から分かれて舌やその付近に分布する.

■**顔面動脈**■舌動脈のやや上から出て顎二腹筋後腹,茎突舌骨筋の内側を通って,下顎骨の咬筋停止部前縁付近で顔面に現れ,オトガイ下動脈,下唇動脈,上唇動脈を分枝しながら上行して眼角動脈となって内眼角部に達する.下顎骨の外面に現れたところで脈拍を触れることができる.

(2) 浅側頭動脈
顎動脈と分かれたあと,耳下腺に包まれて耳の前を通って上行し,前頭部,側頭部,頭頂部に分布する.耳の前で脈拍を触れる.

(3) 顎動脈
浅側頭動脈と分かれたあと,下顎頸の内側を通って側頭下窩に入り,外側翼突筋の外側を前進して翼口蓋窩に達する.その間,顎口腔領域へ次の分枝をする.

動　脈

眼窩下動脈
眼角動脈
後上歯槽動脈
前上歯槽動脈
下行口蓋動脈
上唇動脈
下唇動脈
オトガイ動脈
オトガイ下動脈
顔面動脈
下歯槽動脈
外頸動脈
舌動脈
上行口蓋動脈
顎動脈
浅側頭動脈

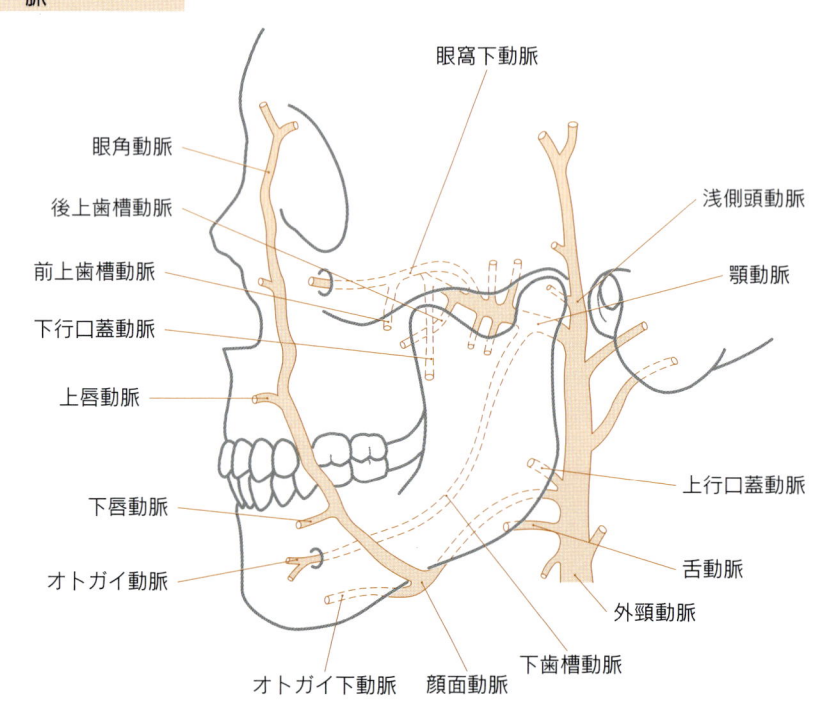

■**下歯槽動脈**■下顎枝内側の下顎孔から下顎管に入り，オトガイ孔からオトガイ動脈として出てオトガイ部に分布する．下顎管の中で細い枝を下顎歯に送っている．
■**頰動脈**■頰筋，頰粘膜に分布する．
■**後上歯槽動脈**■上顎臼歯部に分布する．
■**眼窩下動脈**■下眼窩裂から眼窩に入り，眼窩下溝を経て眼窩下孔から出て付近に分布する．眼窩底を通る間に2，3本の前上歯槽動脈を分枝し，それらは後上歯槽動脈と吻合して上顎前歯部に分布する．
■**下行口蓋動脈**■翼口蓋窩の中で蝶口蓋動脈と分枝し，さらに，大口蓋管の中で大・小口蓋動脈に分かれ，それぞれ大・小口蓋孔から出て口蓋に分布する．

2. 静　脈

　顎口腔領域の血液を集める静脈としては，舌静脈，顔面静脈，下顎後静脈がある．
　下顎後静脈は浅側頭静脈と翼突筋静脈叢が耳下腺の中で合流したもの．
　翼突筋静脈叢は内外翼突筋の周囲で網状をなして，上下顎，側頭下窩，鼻腔，口蓋からの静脈が合流するものである．

頭蓋の孔・管と神経・血管

骨	孔・管	神経・血管
側頭骨	内耳孔	内耳神経，顔面神経，血管
	茎乳突孔	顔面神経，血管
	頸動脈管	内頸動脈，内頸動脈神経
＋後頭骨	頸静脈孔	内頸静脈，舌咽・迷走・副神経
蝶形骨	視神経管	視神経
＋前頭骨	上眼窩裂	眼神経 V1，動眼・滑車・外転神経，血管
	正円孔	上顎神経 V2
	卵円孔	下顎神経 V3
	棘　孔	下顎神経硬膜枝 V3，中硬膜血管
	破裂孔	内頸動脈，翼突管神経
＋上顎骨	下眼窩裂	眼窩下・頰骨神経 V2，血管
	翼突管	翼突管神経，血管
上顎骨	眼窩下孔	眼窩下神経 V2
	切歯孔	鼻口蓋神経 V2
＋口蓋骨	大口蓋孔	大口蓋神経 V2，血管
口蓋骨	小口蓋孔	小口蓋神経 V2，血管
後頭骨	舌下神経管	舌下神経
	大後頭孔	延髄，副神経，血管
下顎骨	下顎孔	下歯槽神経 V3，血管
	オトガイ孔	オトガイ神経 V3，血管

※＋は2つの骨がかかわっていることを示す．

2　口腔組織の形態と機能

　本章では，口腔を構成する組織として歯，歯周組織，口腔軟組織の形態と機能，そして口腔感覚をとりあげる．これらは組織学や口腔生理学で扱われるテーマであるが，歯科補綴学にも密接に関係し，補綴の臨床を行ううえでも必須の知識である．歯，歯周組織，口腔軟組織は補綴治療の直接的な対象であり，適切な治療計画の立案や治療の進行，優れた治療効果をあげるためには，それぞれの組織学的，生理学的な特性をよく理解しておかなければならない．口腔感覚は他の体の感覚と共通するところもあるが，特異な部分もある．なかでも味覚は，補綴の臨床では十分な配慮が必要な部分である．

歯と歯列

　ここでは永久歯が対象となるが，個々の歯はそれぞれの機能に対応するような形態的な特徴を備え，歯列を構成している．各歯は歯列を構成することによって，その機能を効果的に発揮するが，同時に機能時に加わる負担を互いに軽減させている．

1. 歯の形態

　歯は歯冠，歯頸，歯根に区分される．
(1) 歯　冠　臼歯では咬合面，頬側面または唇側面，舌側面，近心および遠心の隣接面の5面に区分される．切歯と犬歯には咬合面はなく，唇側面，舌側面，近心および遠心の隣接面の4面に区分される．切歯尖端は切縁といい，犬歯では尖頭という．
　臼歯咬合面には咬頭，溝，窩，隆線がある．咬頭数は歯種によって異なる．上顎小臼歯では2咬頭，上顎第一・第二大臼歯では4咬頭，下顎小臼歯では3咬頭，下顎第一大臼歯では5咬頭，下顎第二大臼歯では4咬頭が一般的であるが，変異が生じることもある．上下顎の第三大臼歯では変異がきわめて多い．変異は後方の歯ほど多い傾向がある．これは歯の退化現象の1つと考えられている．歯の退化現象は現代人では第三大臼歯の萌出が少ないことや，大臼歯の頬側，舌側の咬頭が遠心のほうが小さいことなどにみられる．
　歯冠を真上からみたとき，見える範囲を臨床的には咬合面としているが，そのなかで，各咬頭と辺縁の隆線を連ねてできる領域は固有咬合面という．
　歯種の鑑別や歯冠製作のためには，咬頭の数や形はいうまでもなく，歯冠の形態的特徴はすべての歯について知っておく必要がある．ここでは，上顎左側第一大臼歯の歯冠部の特徴を例示したが，他の歯についても確認しておくこと．
　咬合面の中央で歯冠を上下方向に貫く仮想の軸を歯冠軸といい，歯根を含めた歯全体を貫く仮想軸は歯軸という．それぞれ歯の形態を考えたり，歯冠を製作するときの基準になる．

歯冠の形態的特徴

上顎左側第一大臼歯

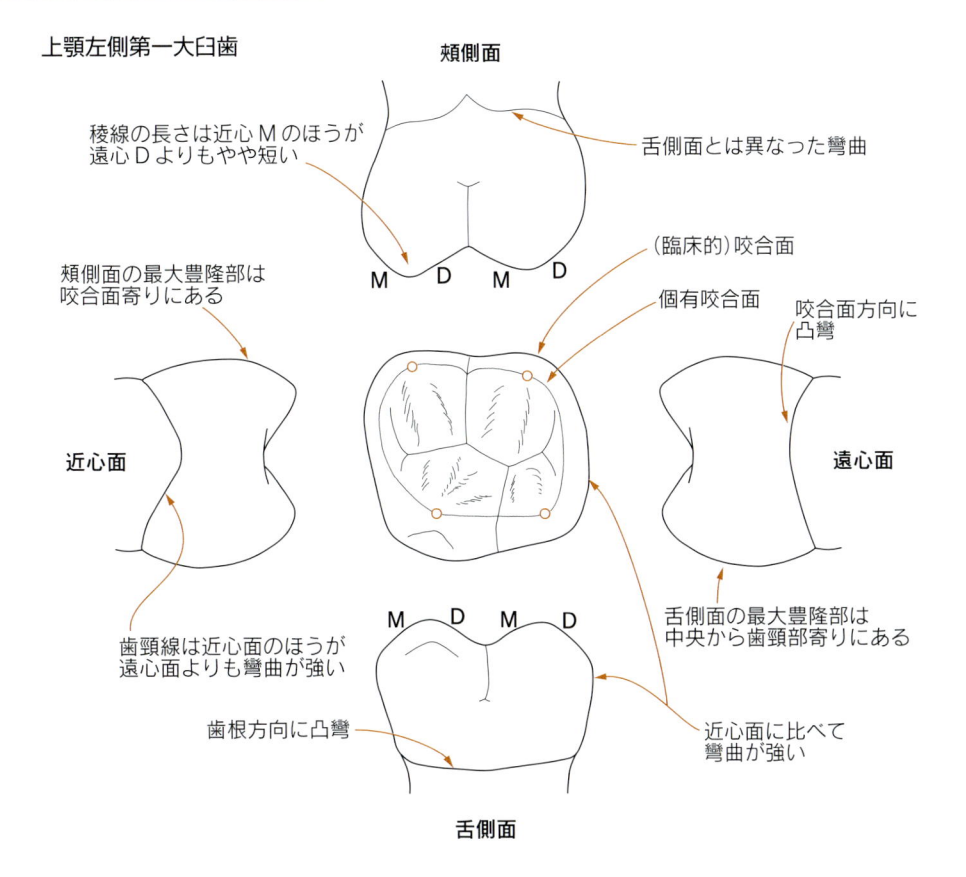

頬側面
- 稜線の長さは近心Mのほうが遠心Dよりもやや短い
- 舌側面とは異なった彎曲

近心面
- 頬側面の最大豊隆部は咬合面寄りにある
- 歯頸線は近心面のほうが遠心面よりも彎曲が強い

(臨床的)咬合面
個有咬合面

遠心面
- 咬合面方向に凸彎
- 舌側面の最大豊隆部は中央から歯頸部寄りにある

舌側面
- 歯根方向に凸彎
- 近心面に比べて彎曲が強い

(2) 歯　頸　これは，歯冠と歯根に挟まれたエナメル-セメント境界を含む狭い部分である．断面の形や側面の歯頸線の彎曲を知ることは正しい支台歯の形成やクラウンの辺縁製作にとって大切である．

(3) 歯　根　切歯，犬歯，下顎小臼歯では1根，上顎小臼歯では2根，上顎大臼歯では3根，下顎大臼歯では2,3根が一般的であるが，変異がある．歯根には根管があるが，臼歯では1つの歯根に2つの根管がある場合が少なくない．歯内療法や補綴の根管形成の際に注意が必要である．

2. 歯の色調

歯の色は象牙質の色が半透明のエナメル質を透過して現れている．

エナメル質は切縁や咬頭頂に向かって厚く，歯頸部は薄い．象牙質は黄褐色で，部位的にはほとんど違いがないので，エナメル質が薄い歯頸部のほうが濃くみえる．年齢が高くなると，表面に亀裂が入ったり，色が暗くなる．

ちなみに，エナメル質は皮膚と同様に歯冠表面をおおい，象牙質や内部にある歯髄を保護しているので，できるだけ傷つけないようにするのが望ましい．支台歯形成などで削除した場合には，補綴的に完全に被覆しなければならない．

3. 歯列の形態

正常な歯列は咬合面方向からみると，中切歯から第二大臼歯あるいは第三大臼歯までほぼ放物線形や楕円形をしている．歯列は切歯，犬歯，臼歯で構成され，第一小臼歯以後は臼歯列という．

歯列を側方からみると，切歯から最後臼歯までの各歯の切縁や咬頭頂を連ねた線は上方に彎曲している．この仮想線を前後的（矢状）咬合彎曲，または Spee の彎曲という．

歯列を前方からみると切歯の切縁は水平的に並んでいるが，これは瞳孔線にほぼ平行である．臼歯列を片側についてみると，頰側咬頭と舌側咬頭を結ぶ仮想線は舌側下方へ傾斜し，その傾斜は後方の歯ほど急になっていることがわかる．この線を両側の臼歯で連ねると1つの彎曲線になるが，その曲率は後方ほど強いことになる．この彎曲を側方咬合彎曲，または Wilson の彎曲とよぶ．前後的咬合彎曲と側方咬合彎曲を合わせると1つの彎曲面になる．この彎曲面は Monson 球面とよばれる．Monson（1920）はその半径を4インチ（約10 cm）であるとした．

咬合彎曲は，個々の歯の位置が不正になると円滑さがなくなってジグザグになる．咬合彎曲は歯列の形態を示す1つの指標であり，咬合診断や全歯列を歯冠補綴する場合の咬合面の配置にこうした彎曲が用いられている．なお，義歯の人工歯を排列するときにつける彎曲は義歯の安定を得るためのものであり，調節彎曲という．

咬合彎曲

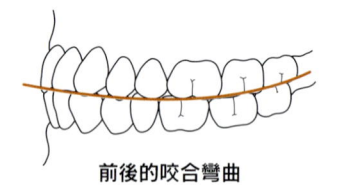

前後的咬合彎曲

側方咬合彎曲

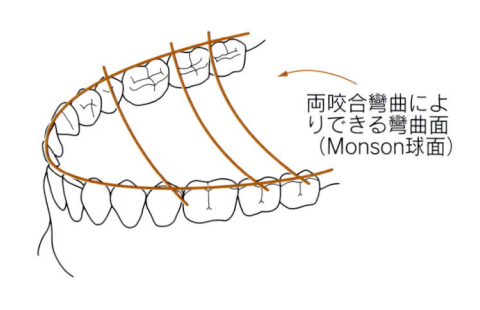

両咬合彎曲によりできる彎曲面（Monson球面）

咬合彎曲の診査

フラッグ上に切歯点，顆頭点間の長さで各点から円弧を描き，その交点から同じ長さで歯列上に円弧を描く．これに対して各咬頭の位置を検討する（Wadsworthの方法）

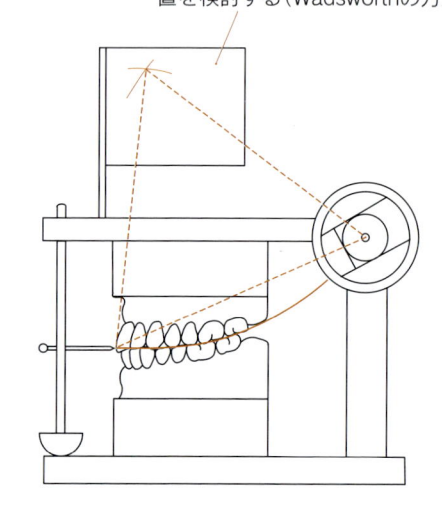

4. 歯列と下顎骨との位置関係

　下顎運動時の歯の咬合関係を考える場合，歯列と下顎骨，とくに顎関節との位置関係が問題になる．これを表すための形態的要素としてBonwill三角やBalkwill角がある．

(1) Bonwill三角（下顎三角）　両側下顎頭と下顎中切歯の近心隅角（切歯点）を結んだ三角形をいう．基本的には各辺の長さが約10 cmの正三角形とされるが，下顎の大きさによってこの値は変わる．咬合器の機構を考える場合にも基準にされる．

(2) Balkwill角　Bonwill三角の平面が咬合平面となす角をいう．下顎頭に対する咬合平面や歯列の位置関係を表すもので，Balkwillは26度としたが，日本人では平均約23度である．歯列を再構成する場合に参考として用いられる．

Bonwill三角とBalkwill角

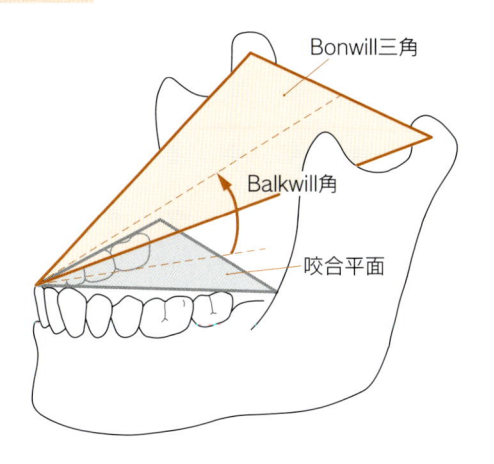

5. 歯，歯列の形態と機能の関係

(1) 咬　頭　切歯や犬歯では，上顎歯の舌側面に下顎歯の切縁が対合し，食物をかみ切るのに役立っている．臼歯では上顎歯の舌側咬頭は多くが下顎歯の中央の溝に嵌合し，下顎歯の頰側咬頭はほとんどが上顎歯の中央の溝に嵌合する．これらの咬頭は上下顎の位置関係を支えているので支持咬頭といい，また，咀嚼時に食物をすり潰す働きをするので機能咬頭ともいう．上顎臼歯の頰側咬頭は，咀嚼時にその内斜面を下顎臼歯の頰側咬頭が滑走運動するので誘導咬頭というが，これも機能咬頭とされることがある．

　咬合面には咬頭から溝に向かって隆線が走り，隆線の表面には多数の細かい溝がある．これらは上下の歯が食物をすり潰すのに役立つと同時に，すり潰された食物の通り抜け，つまり，遁路となる．上下の歯をかみ合わせたときに隙間がないと，すり潰された食物が流れ出ないので，咀嚼がうまくできない．

(2) 臼歯の頰側面，舌側面の豊隆　臼歯の頰側面と舌側面は中央が膨らんでいる．下顎臼歯の頰側面や上顎臼歯の舌側面の豊隆は，咀嚼時に咬合面ですり潰された食物の流れを誘導する働きがある．豊隆が弱いと流れ出た食物はすぐに歯頸部の歯肉に当たることになり，歯肉を徐々に押し下げる．豊隆が強すぎると食物が豊隆に沿って歯頸部から遠くに流れ，歯頸部付近には食物の残渣がたまりやすい．自然な豊隆では食物が歯頸部付近にたまることなく歯肉に軽く触れて適度に刺激するといわれる．豊隆は食物の流れを誘導するとともに自動的な清掃，つまり，自浄作用を促していると考えられている．歯冠補綴を行う場合，豊隆の程度に留意する必要がある．

なお，上顎臼歯の頰側咬頭から下顎臼歯頰側面までの水平的な距離は水平的被蓋とよばれるが（p. 86 参照），これは咀嚼などの機能運動時に頰粘膜がかみ込まれるのを防ぐ働きをしている．下顎臼歯の頰側面の豊隆が大きいと，水平的被蓋が小さくなり，頰粘膜をかみやすくなる．

咬頭

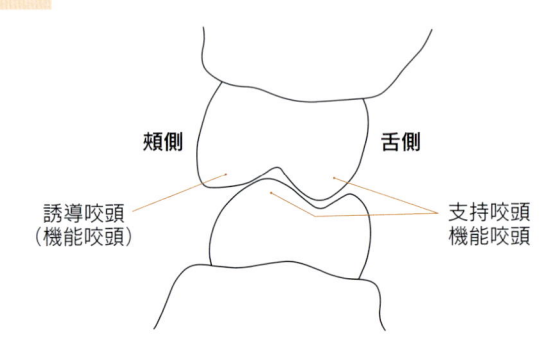

頰側　舌側
誘導咬頭（機能咬頭）　支持咬頭　機能咬頭

豊隆の意義

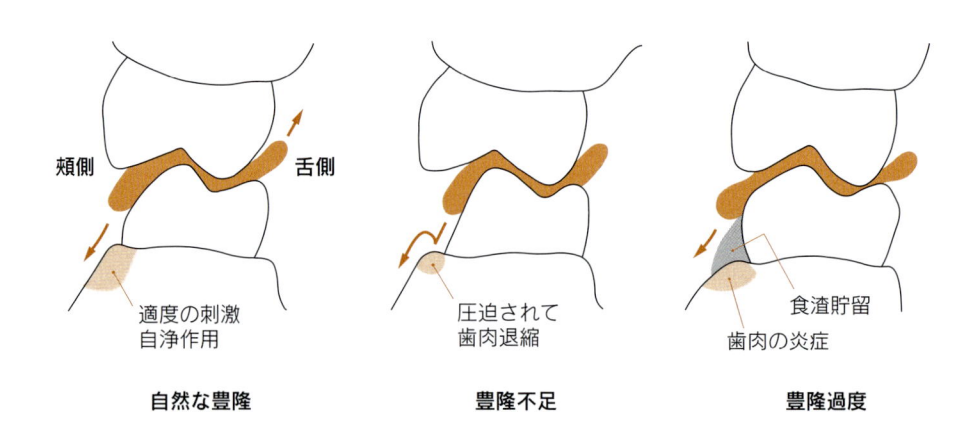

頰側　舌側

適度の刺激　自浄作用　　圧迫されて歯肉退縮　　食渣貯留　歯肉の炎症

自然な豊隆　　豊隆不足　　豊隆過度

(3) 接 触 点 歯列を構成する個々の歯は近心と遠心の隣接面で接触している．この接触する部分を接触点または隣接接触点という．これは加齢とともに歯の生理的な動揺によって摩耗して面状になる．接触点の位置は咬合面方向からみると唇頬側と舌側のほぼ中間にあり，側方からみると咬合面寄り 1/3～1/4 の高さにある．

歯頸部から接触点までは，若年者では歯肉で塞がれているが，加齢により歯肉が退縮すると空隙ができる．この空隙を鼓形空隙という．なお，接触点から咬合面寄りの凹みは対合歯とかみ合わせると空隙になる．これを咬合面側鼓形空隙ということがあり，それに対して歯頸部寄りの鼓形空隙は歯頸側鼓形空隙ということになる．

接触点は歯が接触しているだけで互いに力はかけていない．この接触の程度は，どのくらいの厚さのものが入るかによって歯間離開度として表示される．歯間離開度が大きいのは接触が弱いことを示し，食物が挟まる状態，つまり，食片圧入が起こりやすくなる．およそ 130～300 μm の離開で食片圧入が起こりやすくなる．食片圧入は不快なだけでなく，齲蝕や歯周炎を引き起こす．接触が強いとその付近の歯が歯列から押し出されて傾斜したり，移動したりする．

正常な接触がある臼歯の歯間離開度は上顎歯 50～90 μm，下顎歯 50～70 μm 程度である．接触点は適度な接触強さで歯列の形を維持しながら，食物が歯間部に入り込まないようにする働きをもっている．また，接触点は，ある歯に力が加わったときに，その力を接触点を通じて隣接歯に，さらに，歯列中に分散して，その歯の負担を軽減するという大きな働きもしている．

接 触 点

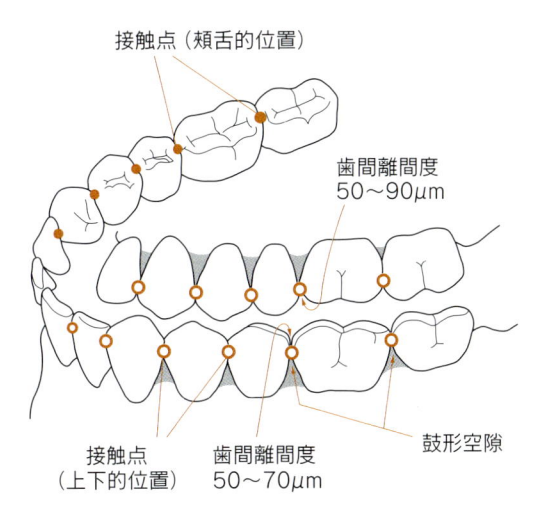

接触点（頬舌的位置）
歯間離開度 50～90μm
接触点（上下的位置）
歯間離開度 50～70μm
鼓形空隙

歯周組織

歯を支持する組織である歯肉，歯根膜，セメント質，歯槽骨を歯周組織という．

1. 歯周組織の構造

歯根膜は歯周靱帯ともよばれ，無数の線維とその間にある毛細血管網からなっている．この線維は歯根表面のセメント質とそれを取り囲む歯槽骨とを結んでいる．これは歯頸部から根尖1/4付近まではかなり密に存在するが，それ以下のところではまばらである．

歯槽骨が歯周病で吸収されて歯槽骨縁が著しく退縮すると，歯は歯根の尖端部分だけで支えられるが，そこでは線維がまばらな状態である．歯槽骨の吸収は歯冠・歯根比を大きくするだけでなく，歯は歯根膜の脆弱な部分だけで支えられることになるため，わずかな力にも歯は耐えられず病的な動揺をするようになる．

歯肉は歯頸を取り囲む歯肉縁から歯槽粘膜までの範囲で，遊離歯肉と付着歯肉に分けられ，歯肉溝の底部で付着上皮によって歯質表面と結合している．歯肉は粘膜固有層がじかに歯槽骨に付いているので，他の粘膜と異なり硬く可動性がない．

歯頸付近の辺縁歯肉は機械的，細菌的な刺激に鋭敏に反応する．歯肉溝からは生理的に常に浸出液がわずかに出ている．補綴物によって辺縁歯肉が圧迫されたり，歯肉溝がおおわれたりすると炎症を起こすようになる．歯肉溝の外壁をなす内縁上皮や上皮付着部は下部組織への細菌の侵入を防ぐのに重要な組織で，歯の切削時に傷つけないような配慮が必要である．

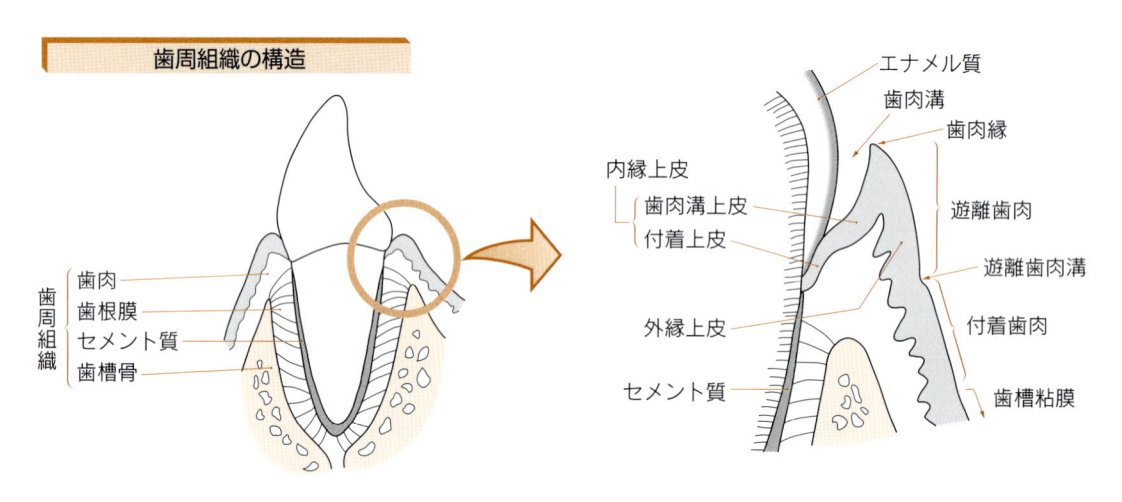

歯周組織の構造

2. 歯周組織の機能

歯は歯槽の中で歯根膜線維によって懸垂された状態で支えられている．歯に力が加わらないときには歯根膜線維は弛緩した状態にあるが，力が加わると歯が偏位しないように緊張する．歯軸方向に咬合力を受けると歯根周囲の大部分の線維は歯が沈下しないように緊張する．歯が側方からの力を受けると加圧された側の線維は緊張するが，反対側の線維はさらに弛緩した状態になる．単純に考えると約半分の線維だけが働いていることになるので，等しい大きさの力が加わったとすると，側方

歯槽骨の吸収の影響

歯槽骨が消失すると，正常な状態に比べて C/R 比が大きくなるだけでなく，支える線維が脆弱なので，歯は大きく動揺するようになる

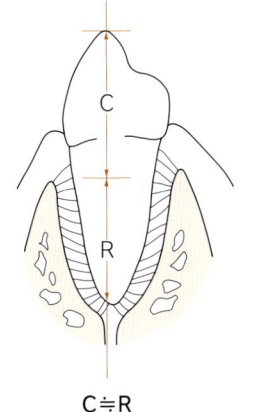

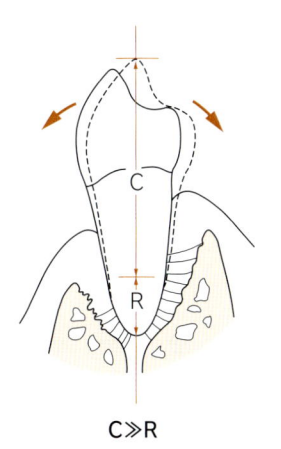

C≒R　　　　C≫R

外力に抵抗する歯根膜線維

垂直力に対しては大部分の線維が抵抗するが，側方力には，ほぼ半数の線維だけが抵抗するので，歯は動揺しやすく，線維は負担過重になりやすい

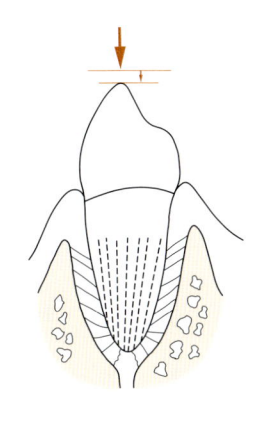

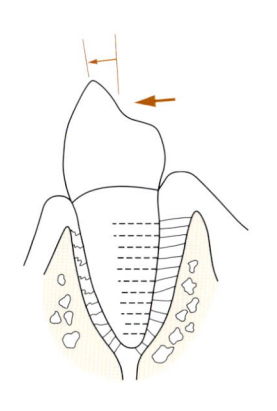

歯根表面積

(mm²)

歯種	1	2	3	4	5	6	7
上顎	139	112	204	149	140	335	272
下顎	103	124	159	130	135	352	282

(Tylman, 1960)

　からの加圧のほうが線維1本当たりの負担は2倍以上にもなる．補綴装置の支台歯とする際には，側方からの力は極力さけるように留意しなければならない．
　歯が萌出して咬合するようになると歯根膜線維は太くなる．機能している歯では線維は太く密である．機能が増大するとそれに対応してさらに太くなるが，対合歯がなくなって機能が低下すると線維は萎縮して細くなったり，減少したりする．

3. 歯根表面積と負担能力

　セメント質の大部分は歯根膜を介して歯槽骨と連結しており，歯冠で受けた力は，これらをとおして歯槽骨に伝達される．健康な歯では歯根の表面積が大きいほど歯根膜のしめる範囲も広く，大きな力に耐えられることになる．歯根表面積が最大な歯は上下顎とも第一大臼歯で，上顎第一大臼歯の平均は 335 mm²，下顎第一大臼歯は 352 mm² である．

4. 歯の被圧変位性

　歯は歯根膜線維によって歯槽窩内で懸垂されていて，力を受けると変位する．これは歯根膜線維が弛緩から緊張した状態へ変化するためで，歯の被圧変位性とよばれる．変位の方向は加圧方向とほぼ一致する．加圧に伴い変位は初め大きく現れるが，およそ 100 g を過ぎるあたりから小さくなる．つまり，歯根膜線維の変化に相当した 2 相性の被圧変位曲線を描く．また，圧がなくなっても変位はすぐにはもとに戻らず，少し遅れて徐々に戻る．こうした性質を歯周組織のヒステリシスという．歯軸方向の最大変位量は 0.02〜0.06 mm，水平方向では 0.05〜0.20 mm である．

　しかし，衝撃的に力が加わったときには，歯はこのような変位を示さない．歯根膜線維間に密に存在する毛細血管が抵抗するからである．力が徐々に加えられた場合には毛細血管は圧迫されて内部の血液は移動し，歯根膜線維だけが抵抗する．一方，力が衝撃的なときには血液の移動ができず，血液が詰まった毛細血管網がダンパーの働きをして歯を支えると考えられている．

歯の被圧変位曲線

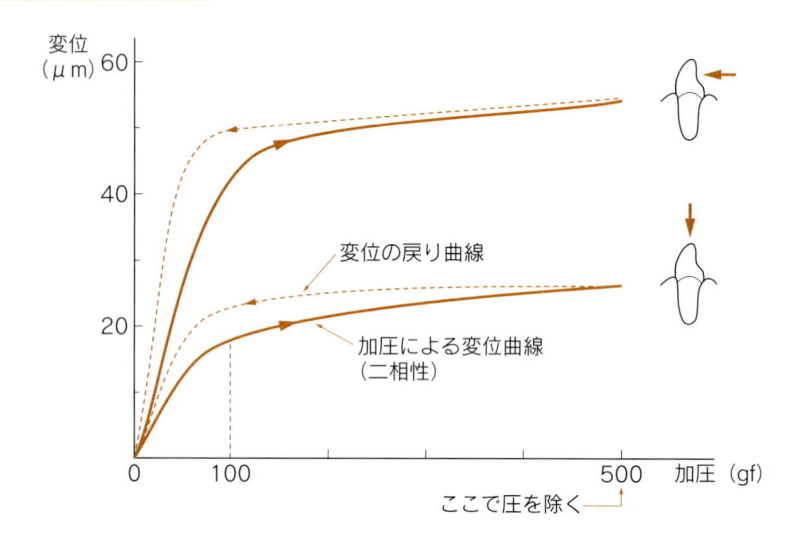

5. 歯根膜感覚

　歯根膜には感覚受容器があり，歯に加わる機械的刺激を感知する．

　歯軸方向には，上顎の中切歯は約 1 g，第一大臼歯は 5〜10 g を感知できるが，側方には，さらに小さい力を感知できる．また，咬合接触では 0.02〜0.06 mm の違いが識別できる．しかし，持続的な触刺激，圧刺激には，しばらくすると適応して感じなくなる性質がある．これは早期接触の診断や歯冠補綴での咬合調整において留意すべき点である．

口腔軟組織

1．顎堤（歯槽堤）

　歯が欠損したあとの顎骨と顎粘膜からなる部分を顎堤という．歯が失なわれると周囲の歯槽骨は徐々に吸収される．歯槽骨は本来顎骨の歯槽突起として歯を支えている部分であるが，歯がなくなれば不要になり，吸収されて消失する．

　歯槽周囲の顎骨の吸収は抜歯後から2〜3か月までは急速に進み，その後は緩慢になる．時間が経つにつれて吸収の程度は少なくなるが，ながく継続する．

　義歯は主にこの歯の欠損部分に設置されるが，義歯の支持や維持，安定にとって顎堤は堤防状であるのが好ましいので，あまり吸収は進まないほうがよい．不適合の義歯などによって顎堤に強い圧が局所的にながく加えられると，その部分の骨の吸収が促進される可能性がある．

　欠損部顎堤をおおう顎粘膜は比較的薄く，線維性の結合組織に富んでいる．

顎堤の組織学的構造

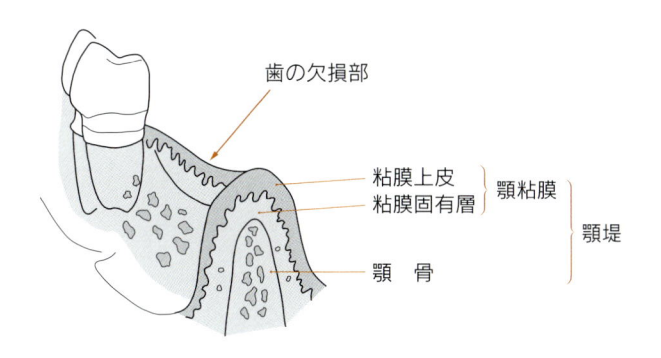

（図：歯の欠損部／粘膜上皮・粘膜固有層＝顎粘膜／顎骨／顎堤）

▶下顎の最後臼歯の後方に隆起がある．この隆起をレトロモラーパッド（臼後隆起，結節）といい，上からみた形から臼後三角ともよばれる（p 13，17参照）．この部分は粘膜が厚く，臼後腺（小唾液腺の1つ）や翼突下顎縫線の線維などを含んで粘膜下組織が豊富なため，歯がなくなって骨吸収が進んでも形態変化は起こらずに残存する．全部床義歯や遊離端義歯の製作では維持，安定を得るため，この部分を被覆するのが原則である．また，人工歯排列のための基準としても用いられる．

▶フラビーガム，あるいはこんにゃく状顎堤とよばれる異常に可動性のある顎粘膜の状態がある．これは，適合が不良な義歯を長期間使用していたため顎骨の吸収が異常に進んで，粘膜の肥厚や粘膜下組織の線維性増殖が生じたものである．義歯の維持や安定を悪くするので，義歯の製作時には粘膜調整などの適切な処置が必要である．切除は必ずしも適当ではない．

2. 床下粘膜とその被圧変位性

　義歯は顎堤だけでなく，口蓋や残存歯周囲の粘膜部分にも義歯床を置いて咬合圧を負担させることがある．この義歯床で被覆される粘膜部分を床下粘膜という．粘膜は圧を受けると凹む，つまり変形する．この性質を粘膜の被圧変位性という．

　変位の程度は部位によって異なり，粘膜が厚いところでは大きく，薄いところでは小さい．また，粘膜下組織の構造によっても異なり，線維性結合組織が密なところでは変位は小さく，血管や脂肪組織があるところでは大きい．直径 1.5 mm 程度の球で加圧すると 0.2〜2.0 mm の変位（沈下）がみられる．また，加圧の大きさによって変位の程度は異なる．加圧量を増していくと比例的に変位は増大するが，あるところからは変位の程度が少なくなる．つまり，歯根膜と同様に 2 相性の変位傾向を示す．これは，加圧するとその部の下の組織は周囲に移動して表面が凹むが，圧がある程度に達すると組織は移動できなくなり，凹む量がほぼ一定の状態になるためである．

　加圧する面の大きさによっても粘膜の変位の程度は異なってくる．加圧量を同じにして，大きい面と小さい面とで変位（沈下）量を比較すると，大体大きい面のほうが変位は少ない．面積が 50〜60 mm^2 以上になると変位量はほぼ一定に達し 0.1〜0.4 mm，平均 0.2 mm となる．義歯では最小のものでも加圧する面積はこれよりもはるかに大きいので，加圧による顎堤粘膜の被圧変位量はこの程度である．

粘膜の被圧変位曲線

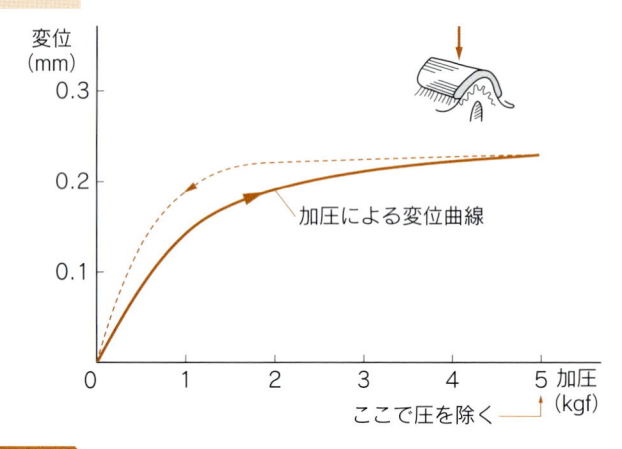

加圧面の大きさと粘膜の変位

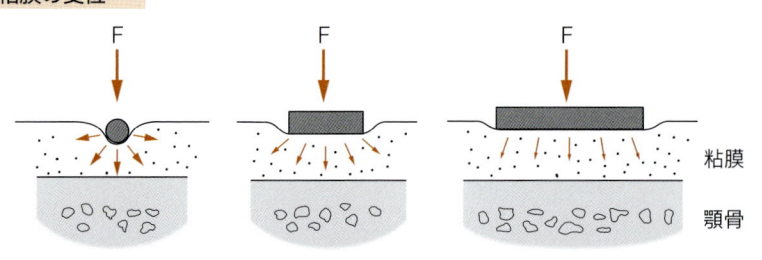

3. その他の口腔軟組織

顎堤以外の口腔を構成する軟組織には口唇，頰，舌，口蓋，小帯などがある．

口唇は外側が皮膚，内側は粘膜，その間の移行的な赤色唇縁（赤唇）により構成されている．この皮膚と粘膜の間に口輪筋がある．

頰は口唇と同様，内面は粘膜でおおわれ，皮膚との間に頰筋，頰骨筋，笑筋などがある．上顎第二大臼歯に対向する部分に耳下腺管の開口部である耳下腺乳頭がある（p.17 図参照）．

口蓋は硬口蓋と軟口蓋に分けられる．硬口蓋は口蓋の前 2/3 の骨口蓋を被覆する部分で，軟口蓋はその後の部分である．硬口蓋の粘膜は上顎歯肉と同様に骨に直接付着しているので可動性はない．軟口蓋に向かい粘膜下には粘液を分泌する腺組織が広く存在する．上顎の印象採得で，印象面のこの部位には多くの粘液が付着しているのが観察される．

口唇，頰，舌などの口腔粘膜にも粘膜下や筋線維間に小唾液腺とよばれる腺組織がある．

4. ニュートラルゾーン

これは，義歯の人工歯の排列位置に対する1つの考え方である．天然歯列では歯面に作用する頰や口唇からの圧と，舌からの圧とは均衡しているとの考えから，歯がなくなった場合には両者の圧が均衡した位置に人工歯や義歯床を置くと，義歯の機能時の安定が得られるという．つまり，口腔機能時に頰筋や口輪筋などによる外側からの圧と，舌筋による内側からの圧がつり合った空間をニュートラルゾーン（中立帯）とよんでいる．

なお，咀嚼や発音などの口腔機能時に義歯が安定して機能するような義歯の設置可能領域や空間を，一般にデンチャースペースという．ニュートラルゾーンはその1つである．

ニュートラルゾーン

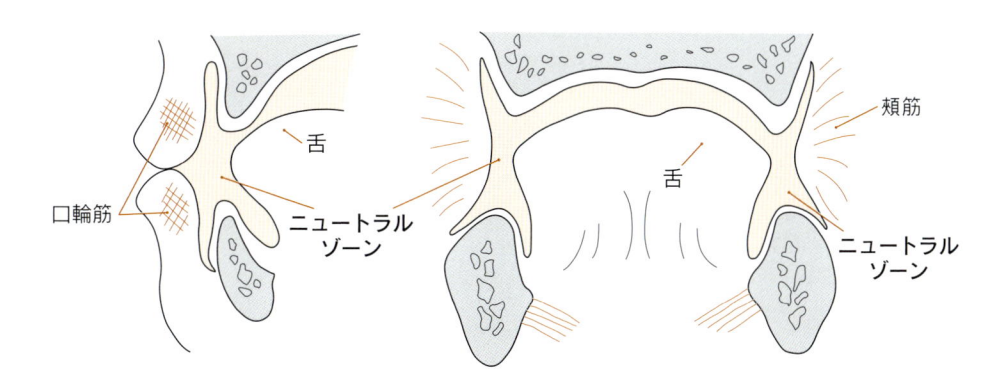

口腔感覚

　口腔の感覚には，全身にみられるのと同じ体性感覚と，口腔に特異的な特殊感覚とがある．体性感覚には痛覚，触覚，圧覚，温度感覚，位置感覚があり，それぞれ通常みられる感覚受容器が関与している．口腔の特殊感覚は味覚で，その受容器は味蕾である．

　これらの感覚受容器からの情報は三叉神経知覚核を経て大脳皮質に達する．大脳皮質の口腔感覚をつかさどる領域は側頭部のかなり広い範囲を占めている．

　補綴治療はなんらかの感覚的な影響を与える．とくに，床義歯を装着することは異物を口腔内に常に入れて機能させることであり，口腔感覚への影響は著しい．

口腔感覚の神経機構

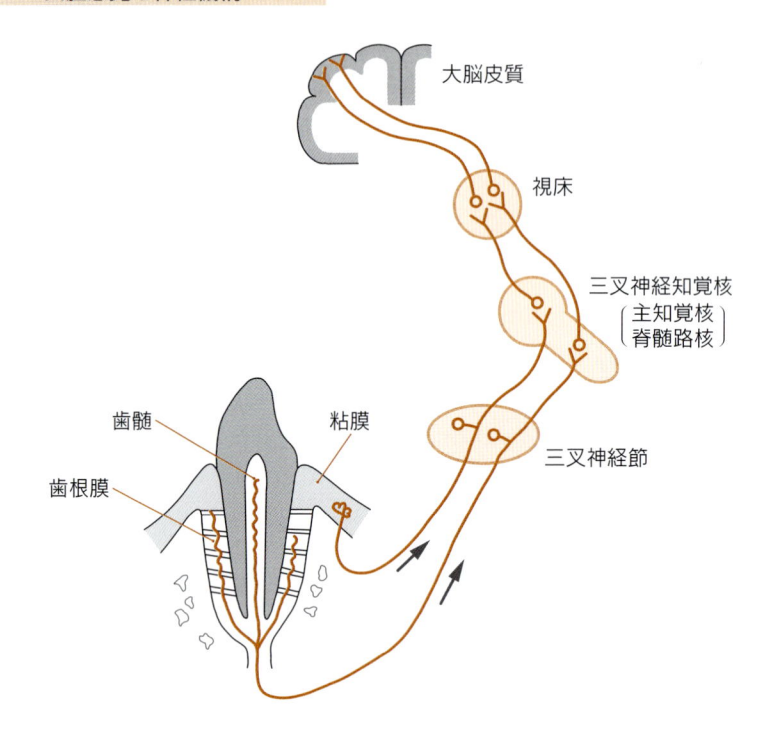

1. 痛　覚

　口腔領域で最も問題になるのは歯の痛みである．歯の痛みは歯髄や歯根膜から起こる．歯髄からの痛みは鋭い痛み，激痛，拍動痛であるのに対して，歯根膜からの痛みは鈍痛，咬合痛である．歯髄や歯根膜には痛みの受容器として自由神経終末があり，機械的・温熱的・化学的刺激もすべて痛みとして感知する．歯の痛みは，その原因となる歯を特定しにくく，歯列内の別の歯や，ときには対顎の歯に痛みを感じることさえある．

　口腔領域の痛覚は口唇やその周囲など前のほうが鋭敏で，後に向かい鈍くなる傾向がある．これは受容器（痛点）の分布密度が前のほうが高いためである．

　頰粘膜では，口角部から上顎第二大臼歯部にかけてKiesowの無痛域とよばれる

痛みの鈍い部分がある．上顎大臼歯の治療では，この部の粘膜を損傷しやすいが，誤って傷つけても患者は痛みを感じないので，十分注意する必要がある．

　歯肉粘膜では，歯槽粘膜よりも歯肉縁に近いほうが痛みに鋭敏である．浸潤麻酔をする際には最初に歯槽粘膜に注射して周囲を鈍麻させ，次に歯肉縁に注射するのがよい．

(1) 関連痛　病変があるところからかけ離れた場所に感じられる痛みを関連痛（連関痛）という．齲蝕や歯周病の場合に，患歯とは別の歯や顔面のある部分に痛みを感じる現象をいう．下顎の智歯に病変がある場合に下顎の小臼歯部に痛みを感じたり，下顎角部あるいは顎関節部に痛みを感じたりする．患歯からの感覚神経が他の部からの感覚神経と中枢でニューロン連絡があるために起こるとされる．患歯には痛みがある場合も，ほとんどない場合もある．関連痛は患歯と反対側には起こらない．咀嚼筋や頸部の筋の痛みが歯に関連することもある．顔面の痛みの診断には関連痛を常に考慮する必要がある．関連痛が疑われる場合には，原因と考えられる歯を探して，その周囲に局所麻酔を施すと痛みが消失することで原因歯の特定と関連痛を診断できる．

歯に起因する関連痛の部位

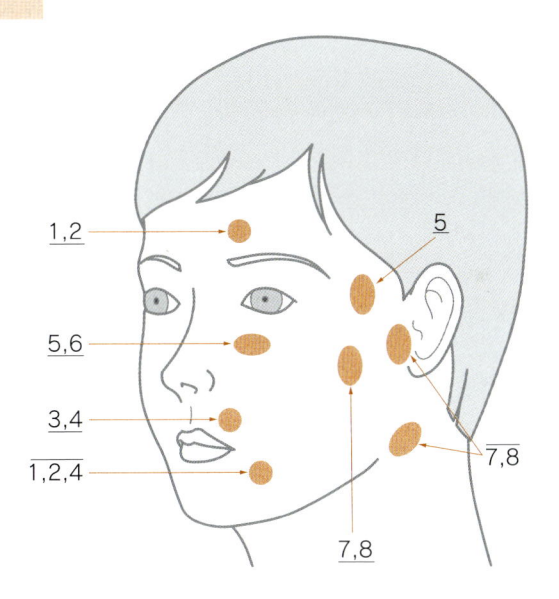

(2) 舌の痛み　舌も痛みに鋭敏である．咬傷や炎症があるとすぐに痛みを感じる．これは舌表面の損傷による一般的な痛みである．舌筋の緊張が著しく亢進すると舌のしびれ感や痛みがでることがある．また，舌そのものになんら病変や異常がないのに痛みを感じることがある．これは舌痛症とよばれ，心身症の1つとされている．

2．触覚と圧覚

　両者は刺激の強さによる感覚の違いである．口腔領域で問題になるのは歯根膜の

触覚，圧覚である．歯に触れたとき，圧をかけたときにどの程度の大きさを感知できるかはすでに歯根膜の感覚の項で述べたが，ごくわずかな量でも感知でき，咬合接触のわずかな違いがわかる．食物をかんだとき，歯根膜は食物からの触・圧刺激を受け，その硬さの程度や切断性，粘着性，抵抗性，粉砕性など，食物の性質を感知する．これは，一般に歯ざわりと表現されるが，歯根膜は食物の微妙な性質の違いを識別する．しかし，歯に圧をながい時間かけたままにすると感じなくなる．この性質は，かみ締め（ブラキシズム）で強い圧が長時間加わっていてもわからないため，歯周組織や顎筋へ傷害をもたらすことになる．

　舌にも鋭い触覚，圧覚がある．歯列や咬頭の凹凸，義歯の辺縁の形が刺激になることがある．とくに，舌尖が当たる口腔前方部の補綴には注意が必要である．

3. 温度感覚

　痛覚受容器ほどではないが，口腔前方部に多くの温度感覚受容器があり，後ろへ向かい少なくなる．これは，熱い食物による咽頭や食道への傷害をさけるためと考えられる．

　温度感覚は食感に関係する．義歯で顎堤や口蓋がおおわれて食物の温度が感じられないと食物の味を損ねる．この点でも上顎義歯にはレジン床よりも金属床のほうが好まれる．

4. 位置感覚

　舌や下顎の位置を感知する能力をいう．舌は周囲の組織との接触によって，下顎は顎関節や顎筋，顔面の皮膚などの感覚によって位置を感知している．

5. 味　　覚

　口腔領域の特殊感覚である．味覚は主に舌表面の舌乳頭にある味蕾の味細胞がつかさどっている．味蕾は多くが舌乳頭の側壁や陥凹部に蕾状に収まっている．舌乳頭は舌の表面に有郭乳頭，葉状乳頭，茸状乳頭，糸状乳頭として4種あるが，味蕾があるのは糸状乳頭以外の3種である．

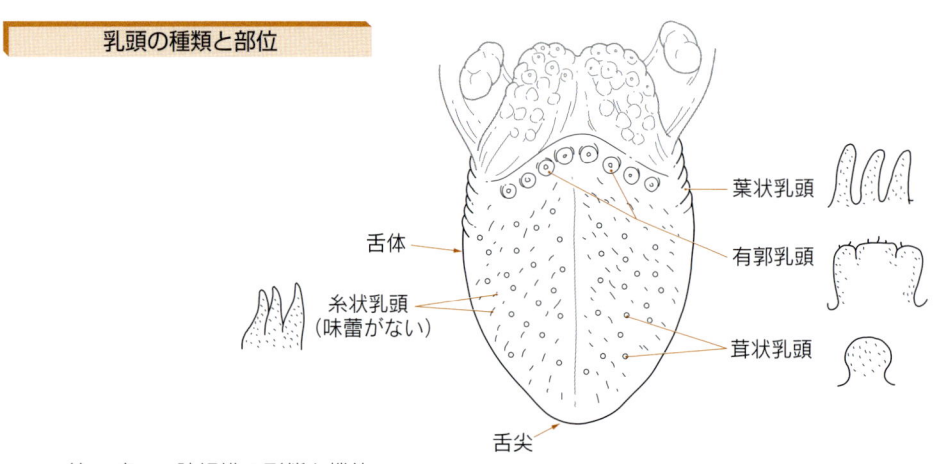

乳頭の種類と部位

甘味は舌尖部で，塩から味は舌尖から側縁部にかけて，酸味は側縁部で，苦味は舌中央部で主に感じとられる．

　食物の味はこれらの味蕾によって区別されるが，味の良い悪いは味覚だけでなく温かさ，冷たさなどの温度感覚，さらに，歯触りや舌触りなどの触覚も関係する．温度との関係では10～30℃が最も味覚を鋭敏にし，この範囲外では抑制されるといわれる．塩から味と苦味はほとんどの場合，冷たいほうが強く感じられるが，甘味と酸味は温かいほうが強く感じられる．補綴装置の金属材料や構造も食物の味に大きく影響する．金属の腐蝕や異種金属間のガルバニー電流の発生により金属イオンが溶出すると，金属味がすることがある．

　味覚は，舌の前2/3では顔面神経の味覚線維が鼓索神経と舌神経を経て，また，後1/3では舌咽神経によって中枢に伝達される．

舌の知覚，味覚，運動を支配する神経

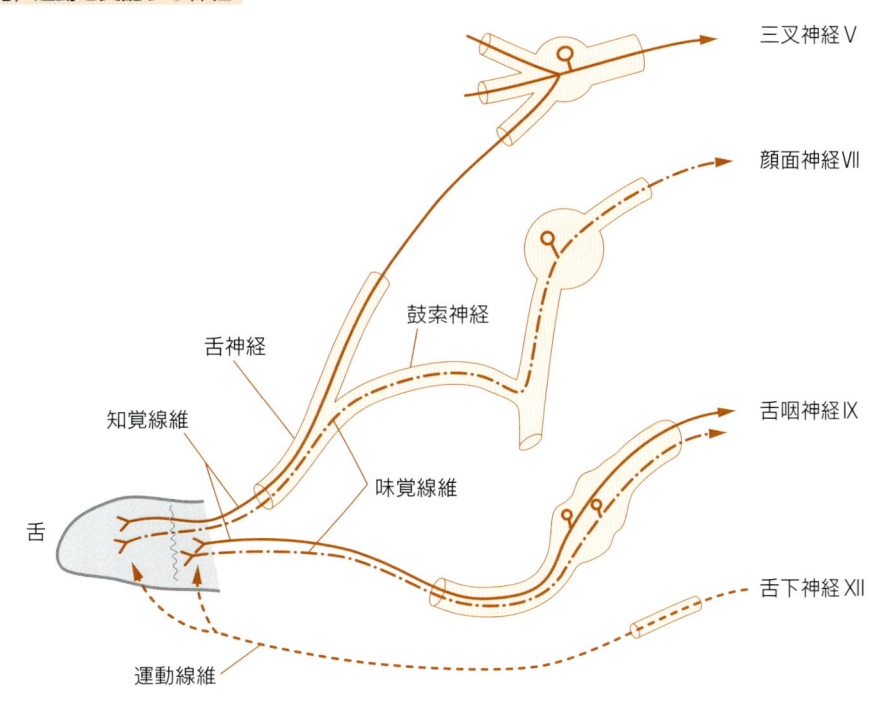

3 口腔の機能

　口腔の機能としては咀嚼や発音がまず考えられる．確かにそれらは口腔の主要な機能であるが，咀嚼に続く嚥下や，それに必要な唾液の分泌も機能としては重要である．補綴の臨床の大きな目的は損なわれた形態と機能の回復改善である．口腔の機能についてよく理解することは，これらの目的を達成するうえでぜひとも必要である．口腔の機能とはいえないが，嘔吐や歯ぎしりも補綴治療を円滑に行うために，あるいは治療を成功させるために知っておかなければならない生理的現象である．

咀嚼

　上下の歯列が咬合して食物をかみ切り，細かくかみ砕く動作を一般に咀嚼とよんでいる．吸啜は吸啜反射として生来もっている動作であるのに対して，咀嚼は生後習得した動作で，3歳ころまでに完成し，9〜14歳で典型的な咀嚼運動になるといわれている．

1. 咀嚼の意義

　咀嚼は，食物をかみ切る（切断），かみ砕く（粉砕），細かくなった食物を唾液と混ぜ合わせる（混和）の3つの動作からなっている．食物は切歯でかみ切られ，臼歯でかみ潰され，粉砕され，舌や頰などによって唾液と混和されて嚥下しやすいようなかたちになって咽頭に送られる．
　咀嚼の意義の第一は，食物を細分化して消化を助けることである．よく咀嚼した食物と咀嚼しない食物とを飲み込ませた実験からは，咀嚼したもののほうが一般に消化がよく行われること，また，抜歯してよく咀嚼できないようにした動物では体重減少や胃の出血などが起こることがわかっている．ヒトの場合，歯が不完全で咀嚼が十分できなくても消化器官がそれを補償するので，身体的に目立った変化は起こらないが，消化器官には負担過重による障害が生じやすい．
　さらに，咀嚼動作によって関係する組織が賦活されることが最近いわれている．唾液の分泌が促されて老化防止に有効である，咀嚼運動により頭頸部の血流が増加し，脳への血液供給が促進されて脳の活性化に役立つ，などである．無歯顎で咀嚼がよくできない要介護者に義歯を入れて咀嚼できるようにすると，全身的・精神的な状態がかなり改善されることが多い．

2. 咀嚼運動の発現

　咀嚼運動は，大脳や脳幹の多くの神経系が関係する複雑なメカニズムによって発現する下顎運動で，まだ解明されていない部分が少なくない．その概要は，大脳皮質の咀嚼運動野からの信号によって，あるいは大脳皮質や口腔領域からの求心性の情報による中脳の咀嚼運動発生器の活動によって，咀嚼筋群を支配する運動神経系

咀嚼運動の発現メカニズム

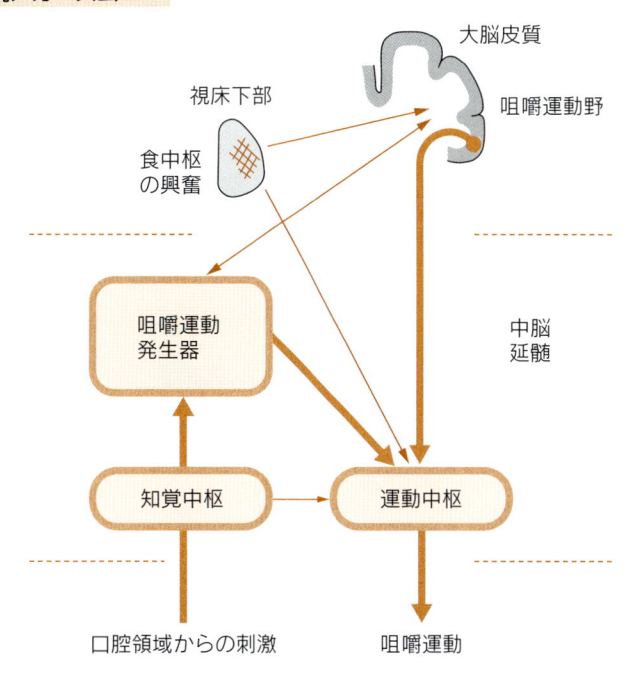

視床下部
食中枢の興奮
大脳皮質
咀嚼運動野
咀嚼運動発生器
中脳延髄
知覚中枢
運動中枢
口腔領域からの刺激
咀嚼運動

咀嚼サイクル

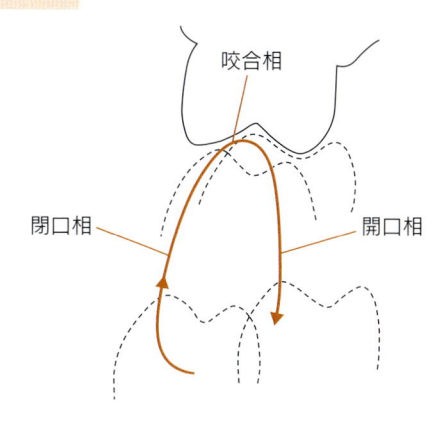

咬合相
閉口相
開口相

が興奮して顎の運動を引き起こすことで咀嚼運動が発現するとされる．口腔領域からの情報には歯や舌，その他の軟組織，顎関節や顎筋などの感覚，味覚や精神的な興奮も関係する．

　咀嚼運動はリズミカルに反復される下顎の運動で，その経路や周期は人によっておよそ一定しているが，食物の性質やさまざまな条件で変化する（p.70 参照）．

　咀嚼時の開口した位置から閉口して再び開口した位置に達するまでを咀嚼周期，あるいは咀嚼サイクルといい，その動作を咀嚼ストロークという．開口位から閉口位までを閉口相，かみ潰している間を咬合相，閉口位から開口する間を開口相の3

咀嚼 *47*

つに分けられる．1つの咀嚼周期は食物の性質によって異なるが，およそ 0.5～0.6 秒で，咬合相は 0.1～0.2 秒である．

　咀嚼は左右の臼歯列のどちら側でも行えるはずであるが，多くの人では咀嚼しやすい側と，そうでない側がある．咀嚼しやすい側を嗜好側という．これは右利き，左利きのような習性によるとみられるが，上下の歯の咬合状態が関係していることもある．

　また，片側だけで咀嚼することを片側咀嚼という．これには単に嗜好側としてそうなっている場合もあるが，齲蝕や歯の欠損，顎筋や顎関節の左右差などが関係していることが多い．片側咀嚼が長期間に及ぶと咬耗の偏り，顎筋や顎関節の機能の不均衡が生じる恐れがある．

3. 咀 嚼 力

　咀嚼しているときに働く咬合力を，とくに，咀嚼力という．

　咬合力は上下の歯でかみ合わせたときに発揮される力である．咬合力は閉口筋の収縮によって生じるが，収縮の程度で異なってくる．そこで，できるだけ強くかんだときの力，つまり，最大咬合力が注目される．最大咬合力は人によっておよそ一定であることから，基準になると考えられ，顎筋や顎関節，歯周組織の機能状態を示す1つの指標とされている．一般に上下顎の同名歯間で咬合力計を最大の力でかみ締めることによって測定される．歯列中で第一大臼歯間が最も大きく約 65 kg，中切歯間が最小で約 15 kg である．

　これに対して片顎の歯列咬合面に金属板を設置して，対顎の個々の歯について測定したものは（最大）個歯咬合力とよばれる．最大は下顎第一大臼歯，最小は上顎中切歯および側切歯となっている．個歯咬合力は同名歯間で測定した値と上顎歯ではほぼ同等，下顎歯では大きい傾向がある．各歯の最大咬合力の大きさは，それぞれの歯の歯根膜の面積とほぼ比例している．

　咀嚼時の咬合力は食物の硬さによって異なり，また，咀嚼の最初と終わりなど時期によっても異なるが，最大咬合力の 1/2～1/6 程度といわれている．

　咬合力は筋力とは異なる．筋力は筋が発揮できる力であるが，咬合力はその力を受ける歯根膜などの歯周組織の負担能力に応じて表された力である．当然，最大咬合力は最大筋力よりも小さい．歯周病に罹患している歯では，最大咬合力は健常な歯に比べて著しく減少する．

最大個歯咬合力

(kgf)

歯　種	1	2	3	4	5	6	7
上　顎	15	15	29	41	49	65	60
下　顎	20	20	31	44	55	74	70

(高見沢，1965)

4. 咀嚼能率

　咀嚼がよくできるかどうかを知ることは，口腔機能の診断として術前の機能状態の把握，術後の治療効果の評価をするうえで大切である．患者によくかめるかどうかを尋ねることは日常臨床ではよく行われるが，これは患者の主観によるもので，術者がみてあまりよくかめそうもない状態であっても患者はよくかめるという場合があるし，まったく逆の場合もある．そこで，実際の咀嚼の効果を客観的に捉えようとする研究が古くから重ねられてきた．

　咀嚼は食物をかみ切る，粉砕する，混和するといった動作によって構成される．現在，咀嚼の効果は主に粉砕によるとして，一般に，ある一定の条件のもとで食物や試験食品を咀嚼させたときの粉砕の程度，あるいは粉砕によって生じた試料の量などによって表す方法がとられている．そうした咀嚼の効果は通常，咀嚼能率という用語で表現される．

(1) 重量比で表す方法　これは基本的には，粉砕に適した試験食品を一定の回数かませて吐き出させ，もとの食品の重量に対して吐き出したものの重量比を算出する方法である．試験食品には，生ニンジンやピーナッツ，人工試験食品などが用いられる．わが国では生米を用いた石原の篩分法が有名であるが，操作がやや面倒なため簡略化した方法がよく使われている．

　被験者に，乾燥させた生米 2 g を適当な回数かませて，これを全部 10 メッシュの標準篩（2.18 mm 目の篩）に吐き出させる．次に，篩を水中ですすいだあと，篩上に残ったものを乾燥し，重量を量って，もとの 2 g に対する 100 分率を求める．この値の $-\log$ を算出し，それをかんだ回数で除して当被験者の咀嚼指数とする．さらに，健全な歯列をもった人達の咀嚼指数 0.230 に対する当被験者の咀嚼指数の％を算出して当被験者の咀嚼効率とする．この値は，この方法によって測定した被験者が，平均的な健全歯列者に比べてどの程度の咀嚼能率をもっているかを数値として具体的に表したものである．

篩分法による咀嚼能率の測定

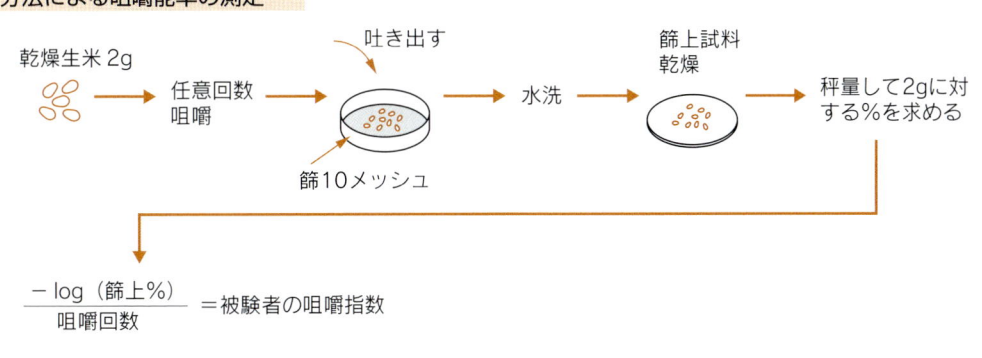

乾燥生米 2g → 任意回数咀嚼 → 吐き出す 篩10メッシュ → 水洗 → 篩上試料乾燥 → 秤量して2gに対する％を求める

$$\frac{-\log (篩上\%)}{咀嚼回数} = 被験者の咀嚼指数$$

$$\frac{被験者の咀嚼指数}{健常者の咀嚼指数（0.230）} \times 100 = 被験者の咀嚼効率$$

この方法によると，第一大臼歯の粉砕能力が他の歯に比べて断然大きく，第一大臼歯1歯を欠損すると，咀嚼効率は約55％となった．それをブリッジで補綴したところ30％程度回復した．全部床義歯装着者の咀嚼効率は健全歯列者の約1/3であった．

(2) 粉砕粒度（大きさ）で表す方法　重量比で表す方法と同様に，試験食品などを一定回数かませて篩上に吐き出させ，水洗したあと篩上に残ったものの大きさを画像解析装置で測定して粒度分布を算出し，健全歯列者と比較して咀嚼能率を表現する方法である．

(3) 溶出量などで表す方法　これは，試料に含まれる成分がかむことによって溶出される量を測定して咀嚼能率を表す方法である．そのひとつにアデノシン三リン酸（ATP）顆粒剤を試料として一定回数咀嚼させ，壊れた顆粒から唾液中に溶出したATP量を分光光度計で吸光度測定する方法がある．比較的信頼性が高く，迅速に測定できるとされている．この他に，唾液で分解される量を測定する方法などがある．

(4) 摂食可能な食品で判定する方法　主に全部床義歯について，食べられる食物によってその義歯の咀嚼の効果を判定する方法である．臨床的には簡便でよく用いられているが，咀嚼の難易度の区分には科学的根拠がうすいといわれる．

5. 咀嚼能率と歯の咬合接触面積との関係

　かつて，咀嚼能率は歯の咬合接触面積と相関性があり，咬合接触面積が大きいほど咀嚼能率は高く，接触面積をみれば咀嚼能率が判定できると考えられていた．しかし，石原の篩分法によって咀嚼効率を算出して咬合接触面積との関係を調べた結果からは，さほど高い相関性はみられなかった．とくに，平坦な咬合面では咬合接触面積はかなり大きいが，咀嚼効率はあがらず，むしろ面積は小さくても咬頭があるほうが咀嚼効率は高いことが示された．ただし，この場合の咬合接触面積は咬頭嵌合位で接触する面について求められたものである．実際の咀嚼では接触する部分はそれとは異なり，総面積も異なってくるが，結果的にはたいした違いはなさそうである．

　咀嚼にかかわる各歯の歯列に対する咬合接触面積の割合は，第一大臼歯37％，第二大臼歯27％，第三大臼歯15％，各小臼歯8％となっている．このことから，第一大臼歯が1歯欠損すると，咬合接触面積は37％減少することになる．しかし，咀嚼効率は前述のように約50％も低下する．これは，歯の欠損が咬合接触面積の減少よりも咀嚼機能にさらに大きな影響を及ぼすことを示している．

嚥下

嚥下とは，物を飲み込むことである．嚥下は生来もっている反射性の動作で，健常者ではほとんど意識されることなく行われている．しかし，高齢者で唾液の分泌が悪かったり，義歯によって感覚が障害されたりすると嚥下が円滑に行えなくなることがある．

1. 嚥下動作

嚥下は，食物が咀嚼によって粉砕され，唾液と混和されてある程度の大きさになった食塊や液体などが咽頭，食道を経て胃に送り込まれる動作である．この動作は食塊の位置によって3相に分けられる．

(1) **第1相** 食塊が口腔から咽頭に至るまでの動作．随意運動である．
舌尖が口蓋前方部に接して舌と口蓋の間で食塊を後方へ移動させる．

(2) **第2相** 食塊が咽頭から食道に送られるまでの動作．反射運動（嚥下反射）である．食塊が舌根部や軟口蓋，咽頭の粘膜に触れると舌根部が反射的に上がり，ついで急速に後下方に下がる．食塊は咽頭の奥に落ちる．このとき，軟口蓋は挙上して鼻咽腔を閉鎖し，喉頭蓋は気管の入り口を塞ぐ．この運動をしやすくするため上下の歯の接触と口唇の閉鎖が起こる．また，呼吸が瞬時停止する．

(3) **第3相** 食道から胃に食塊が送られる時期．
咽頭下部の陰圧によって食塊は下方に吸い込まれ，その後は食道の蠕動によって胃に送られる．

このような嚥下動作は食塊が大きいと行われず，食塊が小さくなって嚥下に適した大きさになると無意識に反射的に行われる．

嚥下反射を起こさせるのに必要な最小の刺激量を嚥下閾という．嚥下反射が起こるときには下顎は閉口する．これは閉口反射によるものである．

嚥下動作

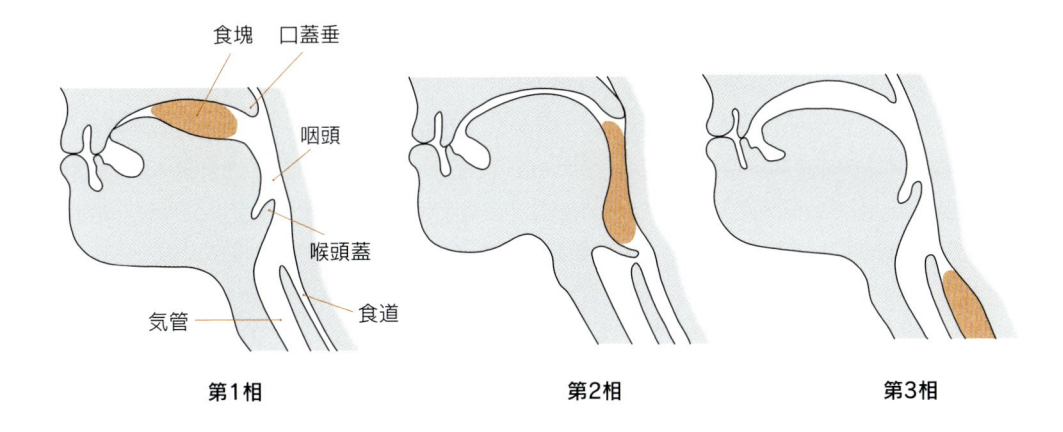

第1相　　　　　　第2相　　　　　　第3相

2. 嚥下の影響

嚥下は食事時だけでなく，日常ほとんど無意識にたえず行われている．安静にしているとき，仕事をしているとき，睡眠中も唾液を嚥下している．嚥下に際して下顎はわずかに開口した位置から上昇し，上下の歯が接触して瞬時止まる．このときに嚥下が起こる（p.72参照）．

嚥下運動は咀嚼運動とは異なり，頻繁に反射的に行われ，歯の接触時には咬合圧が加わるので，接触する上下の歯の関係，つまり，咬頭嵌合位や後方位における咬合が顎口腔機能に重要な影響を与えるとする考え方がある．歯が左右同時に均等に接触しないと，接触する歯にだけ常に力がかかるので，その歯の歯周組織に負担過重をもたらしたり，不均衡となる下顎を支えるため顎筋や顎関節の機能を障害するといわれている．

3. 嚥下位

嚥下位とは，嚥下が起こるときの下顎の位置である．有歯顎者では，嚥下は下顎が咬頭嵌合位よりもやや後方で歯が接触した位置で行われる．しかし，無歯顎者は歯がないので舌が口蓋に接触して下顎を支えながら嚥下動作をする．このとき，下顎はほぼ一定の位置をとる．この下顎の位置が無歯顎者の嚥下位である．この位置は，無歯顎者で咬頭嵌合位を決めるとき（咬合採得）に上下的，前後的な参考位として用いられる（p.81参照）．

嚥下時の咬合関係

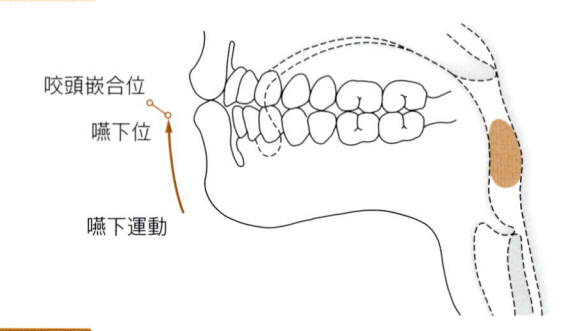

咬頭嵌合位
嚥下位
嚥下運動

嚥下位

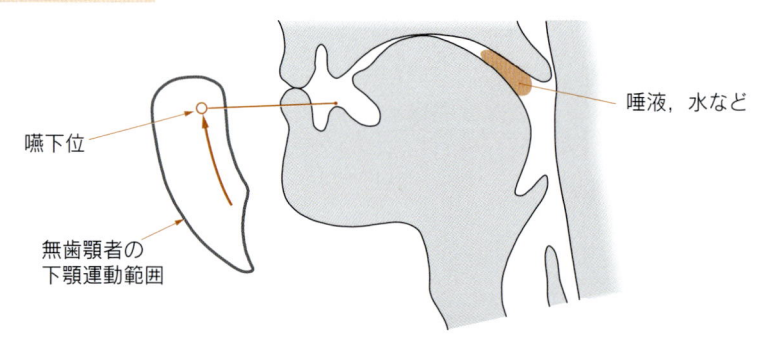

嚥下位
無歯顎者の下顎運動範囲
唾液，水など

4. Donders の空隙

　口唇を閉じて，下顎を安静状態にしたとき，口蓋と舌との間に生じる空隙を Donders の空隙という．咬合時や嚥下時には舌で満たされて Donders の空隙は消失する．嚥下時の食物の通路である．

　厚い義歯床でこの空隙が塞がれると，下顎は下方へ移動して空隙をつくるように働き，それが閉口筋を反射性に収縮させて，くいしばり（クレンチング）癖を引き起こす可能性が指摘されている．また，嚥下に際して舌で床が強く圧迫されるので，床下粘膜の退縮や骨の吸収が促されるという．

Donders の空隙

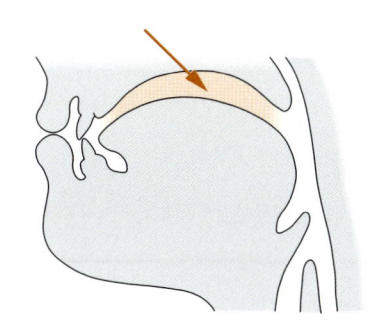

5. 嚥下障害

　嚥下動作が円滑に行われない状態を嚥下障害という．

　嚥下は反射運動であるが，高齢者では一般に反射機能が低下する傾向があり，嚥下障害を起こしやすくなる．後方の床縁が長い義歯や，適合が悪い義歯では口腔感覚や舌運動が障害され，嚥下困難になることがあるので十分な注意が必要である．

　口唇口蓋裂や上顎腫瘍の手術後に口蓋に欠損が生じた場合，嚥下動作第1相の食塊の移動が円滑に行われない．これを改善するには，欠損部を閉鎖して嚥下しやすくするための特殊な義歯が用いられる．

6. 嚥下と補綴診療

　舌根部や咽頭などの粘膜が軽く刺激されると反射的に嚥下動作が起こるので，歯科治療では十分な注意が必要である．インレーやクラウンなどを試適するときに，うっかり舌根部あたりに落とすと瞬時に嚥下してしまう(誤嚥)．誤嚥を予防するには，舌と口蓋の間にガーゼで安全網を張っておくとよい．

　さらに，気管孔が開いていると落としたインレーなどが気管に入ってしまい，きわめて危険な状態になる．そのため，常に少量の水を咽にためて気管孔を閉じるようにしておくことが重要である．

唾液の分泌

1. 唾液腺と唾液

　唾液腺には大唾液腺と小唾液腺（小口腔腺）がある．
　大唾液腺は耳下腺，顎下腺，舌下腺からなっている．分泌される唾液は，耳下腺は漿液性，顎下腺は混合性だが主に漿液性で，舌下腺は粘液性である．耳下腺の導管は上顎第二大臼歯部頰粘膜にある耳下腺乳頭に開口し，顎下腺と舌下腺の導管は舌小帯起始部の左右にある舌下小丘に開口する（p.17 図参照）．
　小唾液腺は口腔粘膜に散在し，口唇腺，頰腺，口蓋腺，舌腺，臼歯腺がある．ほとんどが粘液性の唾液を分泌する．
　普通，唾液というと大唾液腺からのものを指す．

大唾液腺

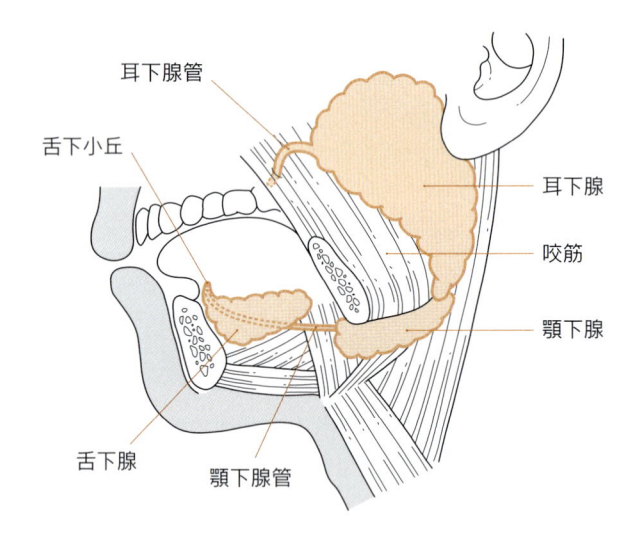

耳下腺管
舌下小丘
耳下腺
咬筋
顎下腺
舌下腺
顎下腺管

2. 唾液の分泌

　唾液腺は自律神経に支配される．交感神経が刺激されると粘液性の唾液が少量分泌され，副交感神経が刺激されると漿液性の唾液が多量に分泌される．精神的に緊張すると口が乾いた感じになるのは，交感神経が主に作用するため漿液性唾液の分泌が抑制されるからである．
　唾液の分泌は反射性で，条件反射と無条件反射がある．無条件反射による唾液の分泌は，食物やその他の口腔粘膜の刺激によって促されるもので，唾液分泌反射が作用している．
　唾液の分泌量は1日平均1～1.5 l といわれる．日内変動が大きく，覚醒時には多く，睡眠時には少ない．3大唾液腺の分泌割合は顎下腺が最も多く60～70％，ついで，耳下腺25～35％，舌下腺が最も少なく3～5％である．
　唾液は食事時には口腔粘膜を潤して食物による粘膜への機械的刺激をやわらげる

唾液の働き

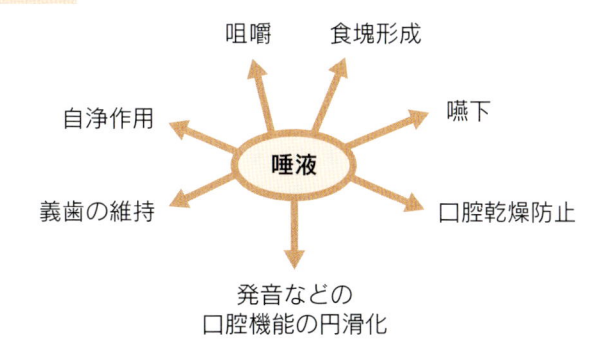

- 咀嚼
- 食塊形成
- 嚥下
- 口腔乾燥防止
- 発音などの口腔機能の円滑化
- 義歯の維持
- 自浄作用

とともに，粉砕された食物と混和されて嚥下しやすいような食塊をつくるのにかかわっている．高齢になると唾液腺の生理的な萎縮によって唾液の分泌が少なくなることがあるので，食事時に水分を補って食塊形成をしやすくさせる必要がある．

通常，唾液は刺激がなくてもたえず分泌されている．これを安静時唾液という．安静時唾液によって口腔粘膜や歯の表面が潤されて乾燥を防ぎ，発音や習慣性の運動が円滑に行われ，さらに，頰や舌の動きとともに歯間部などに貯留した食物の残渣が洗い流される．つまり，唾液による自浄作用が行われる．唾液の分泌が少ないと，こうした働きが不十分になり，口腔機能が障害されるだけでなく，口腔内が不潔になる．

なお，口内炎や舌炎がある場合に唾液の分泌は増加し，Sjögren 症候群や唾石症などでは減少する．

3．唾液と義歯の維持

床義歯の維持にとって唾液は不可欠である．全部床義歯や少数歯残存の部分床義歯では床による維持が重要である．義歯の維持には，顎堤の形態や粘膜の硬さなどの解剖学的要素，床の被覆面積や適合度などの義歯的要素とともに，唾液の量や性質が大きく関係する．唾液の分泌が少なかったり粘性が低いと義歯の付着は悪く，脱離しやすい．

義歯床の維持にかかわる因子

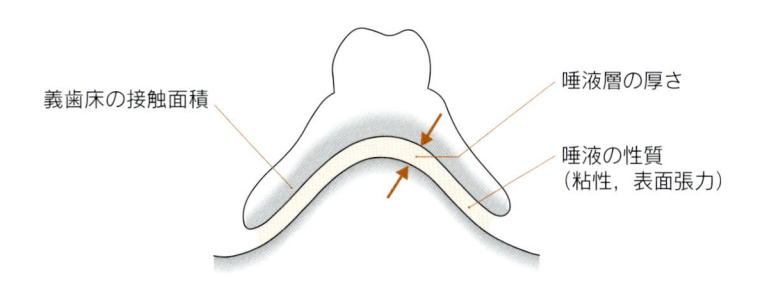

- 義歯床の接触面積
- 唾液層の厚さ
- 唾液の性質（粘性，表面張力）

発音

発音は咀嚼とともに重要な口腔機能である．健常な有歯顎者では発音はあまり問題にならないが，歯や口腔組織の欠陥がある場合には発音障害として問題になってくる．補綴領域に関してみると，歯の欠損があれば発音の不明瞭が咀嚼障害とともに主訴となり，欠損補綴においては発音の回復や改善を常に考慮しながら，人工歯の排列や被蓋関係，咬合の高さ，義歯床の形態などが決定されることになる．

1. 音声（言語音）の形成—構音（調音）

ある音声（言語音）を発するまでには生体の音響的な段階があり，呼吸，発声，共鳴，調音，制御・統合に分けられている．

呼吸が喉頭にある声帯を振動させ，音を発生させる．これが喉頭原音で，この過程が発声である．発生した音は口腔や鼻腔で共鳴して増幅され，はっきり聞こえる音になる．また，下顎，舌，口唇，軟口蓋などを働かせて，共鳴する部分（声道）の大きさや形を変えることで異なった音色の音になる．声帯がある声門より上の発声器官が働く過程は狭義の調音とよばれる．これらの過程は中枢での発声器官全体の制御・統合によって行われる．

2. 調音に働く因子

狭義の調音では，声道の形や大きさを変えることで異なった音色がつくられる．

母音は開口度や舌背の高まりの前後的位置，口蓋との接触状態によって異なってくる．子音については図に示すように，p, b, m などは両唇音であり，調音には前歯の位置や咬合高径などが関係する．f, v は唇歯音で，上顎切歯と下唇でつくられるので，切歯切縁の位置が重要である．s, ts などは歯音で，舌と歯槽堤や口蓋との関係が重要である．t, d, n などは歯茎音で，舌が上顎歯槽部に接触するので口蓋皺襞や口蓋歯槽部の形が重要である．

発音時の歯・唇・舌の関係

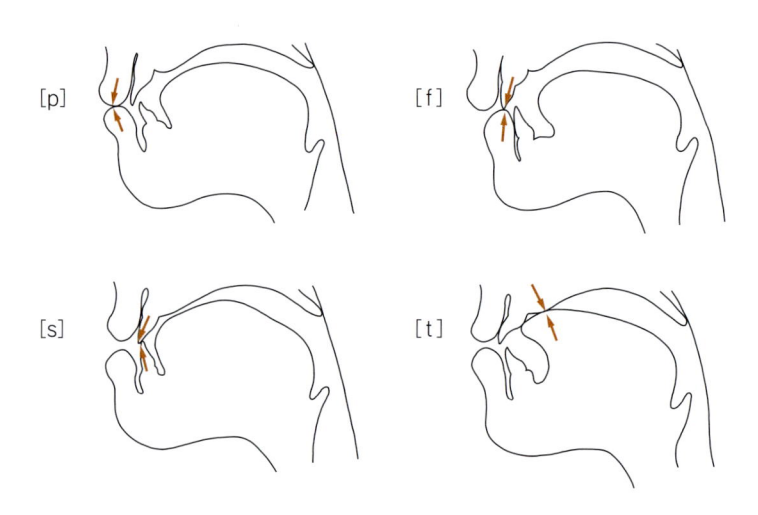

[p]　[f]

[s]　[t]

この他，j などの硬口蓋音，k, g などの軟口蓋音は口蓋と舌との関係で調音され，h の喉腔音は喉付近で調音される．

このように，明瞭な言語音をつくるには，下顎の位置や開口度，舌と歯や口蓋との位置関係，上下の歯の関係，歯と口唇の関係，口唇や頬の緊張度，軟口蓋や咽頭周囲の筋群の活動などが重要な因子としてかかわっている．

3. 発音障害（構音障害）

発音障害は，中枢性に調音に関係する組織の機能が傷害されて起こる場合と，発声器官の器質的障害や補綴装置などによる局所的な原因によって起こる場合とがある．歯科領域に関係するのは後者で，器質的障害には口唇口蓋裂や上顎腫瘍摘出術後の実質欠損，舌小帯短縮症，咬合異常，歯の欠損などがある．

口唇口蓋裂では，ほとんどが手術によって欠損部分が形成修正されるが，欠損の程度によっては完全に形成できない場合がある．口蓋に欠損があると口腔の閉鎖ができず，呼気が鼻腔に漏れるため広範囲な発音障害となる．上顎腫瘍の摘出後も同様の状態が起こる．舌小帯短縮症では舌の挙上が制限されるため，タ行，ナ行，ラ行などの歯茎音に影響が出る．

咬合異常で発音障害が出るのは，前歯の被蓋関係（p. 85 参照）の異常である．とくに前歯部の開咬では，上下顎前歯の接触ができないため舌を歯間に挟むようにして発音するので，サ行などの歯音に影響が出る．垂直的被蓋や水平的被蓋が大きい場合にも歯音や歯茎音が影響されやすい．

歯の欠損では，上顎前歯の欠損は影響が大きく，とくに，サ行，タ行，ハ行などの音に影響する．下顎歯や臼歯の欠損は影響が少ない．

補綴装置による発音障害では，その原因によって障害される語音はいろいろである．障害の原因としては，以前の天然歯列とは異なった状態になったこと，床口蓋の形態が不良なこと，異物感が強いこと，義歯床による被覆によって反射機構が円滑に働かないこと，舌の適応不良などがあげられる．新しい義歯を装着したあと，多少の発音障害が生じることがある．これは，以前に適応していた舌の運動調節機能がくずれるためである．

4. 語音の分析法

(1) **発音明瞭度検査** 発音障害を調べるため発音の明瞭さを定性的，定量的に表す方法．会話あるいは一定の文章を読ませたときの言葉の明瞭の程度を術者が聞いて判定する方法や，特定の検査表を用いて誤聴率や誤聴傾向を調べる方法などがある．

(2) **パラトグラフィ（口蓋図描記法）** さまざまな発音をさせたときに，口蓋に舌が接触する部位や形を記録して，調音の状態を調べる方法．標準図形に対して，歯の有無や歯列，口蓋の形などにより変化した図形を比較する．臨床で行われる方法としては，上顎蝋義歯の口蓋部にワセリンを薄く塗布したのち，印象材の粉末を散布する．これを口腔内に装着して発音させると，

舌が接触した部分がぬれて，はっきりわかるので，標準図形と対比して歯列や口蓋の形を修正する．

(3) **ソナグラフィ** さまざまな発音をさせて音の周波数成分の分布を時間的に表す方法．歯の有無や上下の歯列の形，被蓋関係，義歯床の形や大きさなどによる音の変化が観察できる．

日本語パラトグラムの標準パターン例

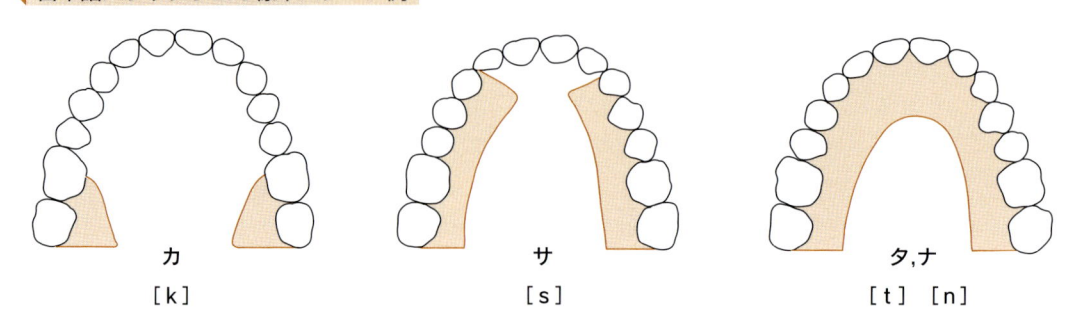

カ [k]　　　サ [s]　　　タ,ナ [t] [n]

5. 発音障害への補綴的対応

　日常臨床でよく問題にされる発音障害は義歯に関するものである．原因については先に述べたが，1つは義歯の形態や構造上の問題で，義歯によって口腔が狭められる，顎堤や口蓋が被覆される，残存歯やその周辺に義歯の維持装置や連結装置による突出部分ができる，などの口腔環境の変化である．これによる発音障害は，義歯が設計上の要件を満たしていれば，通常2〜3週間すると舌が適応して障害は解消する．しかし，障害が長く続くようであれば，よく診査して関係する部分を見いだして修正する．上下顎歯列，とくに，前歯の位置関係，口蓋や歯槽部の形態，咬合高径などが主な修正の対象になる．

発音障害と義歯要素

問題となる音の種類	関連する義歯要素
両唇音 p, b, m など	前歯の前後的な位置 咬合高径 唇側床縁の形態
唇歯音 f, v など	上顎前歯切縁の位置
歯音 s, ts など	咬合高径 上下顎前歯の位置関係 口蓋歯槽部の形態
歯茎音 t, d, n など	口蓋の前歯歯槽部の形態

義歯によるもう１つの発音障害の原因は，義歯の維持，安定の不良である．発音時に義歯が動揺したり，脱落するようなとき，義歯を舌で支えなければならないので，正しい発音ができない．この場合には義歯の維持，安定を改善すればよい．

　天然歯列で前歯の被蓋関係の異常によって生じた発音障害は，通常の社会生活にはほとんど支障がないため，あまり問題にされないが，ときには補綴的に被蓋関係を修正することがある．

　口唇口蓋裂や上顎腫瘍の手術後の発音障害には，欠損部を閉鎖するのが第一である．これには欠損部の状態によって通常の義歯床だけですむ場合と，欠損部を閉鎖すると同時に，発音を改善するために，軟口蓋に特別な装置を設けたりすることもある．こうした発音障害の改善を目的として欠損部の閉鎖をする装置をスピーチエイドという．これらの補綴的装置は発音の改善だけでなく，口蓋部欠損による嚥下障害の改善にも有効である（p.53 参照）．

6．発音の補綴的活用

(1) アーライン Ah-line　「あー」と発音させると，軟口蓋の後端が挙上して硬口蓋との境で折れ曲がる．この境界線をアーラインという．上顎全部床義歯の床後縁はアーラインを目安にして位置を設定する．

(2) S字(状)隆起　上顎の全部床義歯や前歯部を含む大きな部分床義歯では，口蓋研磨面の正中矢状断面が前歯部歯頸部から床後縁に向かってS字状の彎曲をなすように形成する．これは発音をしやすくするためである．この前歯部歯頸部のやや後方の隆起させた部分をS字隆起という．

(3) 発 音 位　ある語音を発したとき，下顎はそれに対応したほぼ一定の上下的位置をとる．とくに，S音，M音では比較的位置がはっきりしているので，それぞれS発音位，M発音位といい，咬合採得で咬合高径を決めるときの参考として用いられる（p.81 図参照）．

(4) 発音試験　全部床義歯の製作過程で，前歯の人工歯排列位置や口蓋の歯槽部形態の調整あるいは咬合高径の確認のため，蠟義歯を装着させて発音試験用の語音や語句を発音させる方法．一般にS音を多く含む語が用いられるが，五十音を発音させることもある．発音明瞭度検査やパラトグラフィも用いられる．

アーラインとS字隆起

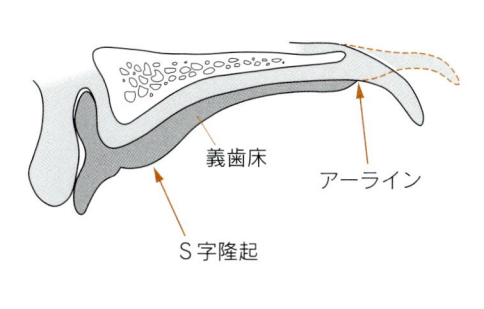

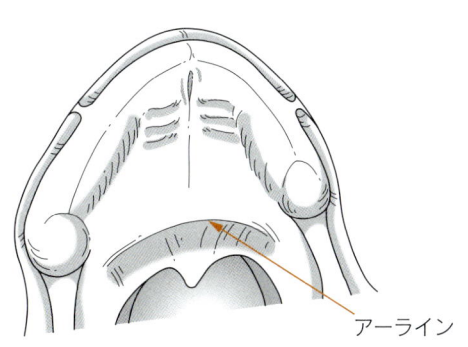

嘔吐

嘔吐とは，胃内容物を食道，口腔を経て外に排出する動作である．補綴臨床には関係がないように思われるが，実際の診療では嘔吐につながるような事態に遭遇することがよくある．

1. 嘔吐の機序

嘔吐は延髄にある嘔吐中枢が刺激されて反射性に起こる．嘔吐に先立って，あるいは同時に吐き気（悪心），顔面蒼白，発汗，呼吸促進，心拍亢進，唾液分泌増加など広範な自律神経性の反応が起こる．

嘔吐中枢を刺激するのに3つのルートによる信号が関係する．第一は口腔や咽頭，胃などの消化管と，その他の内臓からの交感神経や迷走神経を介した求心性信号である．第二は血液中に含まれた催吐性化学物質や小脳からの信号が化学受容嘔吐誘発帯を刺激し，その興奮によってもたらされる信号である．第三は嘔吐中枢よりも高位にある中枢からの信号である．これには視覚や嗅覚，また，乗物よいで経験する振動などの不快感覚や著しい不安，心配などの心理的要因が刺激となる．

嘔吐のメカニズム

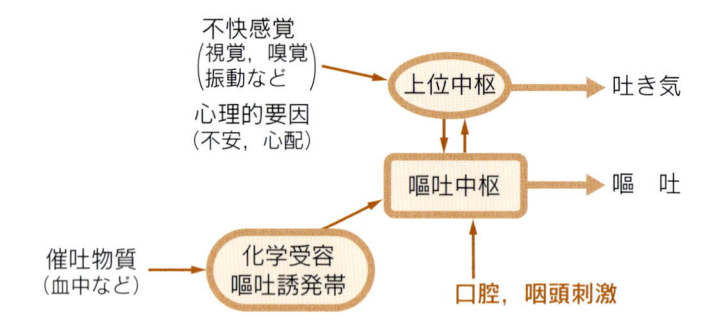

口腔内の嘔吐誘発帯

口狭部粘膜をやや強く圧迫すると嘔吐が誘発される

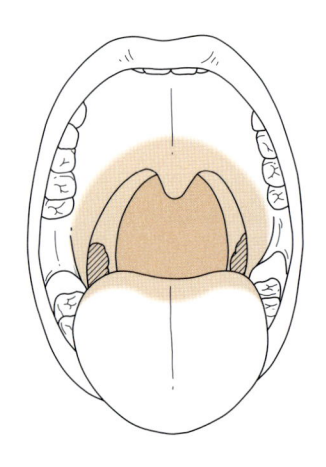

2. 嘔吐と補綴診療

　補綴診療に関係するのは第一と第三のルートで生じる嘔吐である．

　口腔領域では舌根，軟口蓋，咽頭などの口狭部粘膜の機械的刺激によって吐き気や嘔吐が誘発されるので，印象採得や義歯装着のときに問題になる．

　嚥下もほぼ同じ部の刺激で誘発されるが，嚥下と嘔吐の違いは粘膜刺激の強度の差によるものである．軽い圧刺激では嚥下が起こるが，やや強く刺激すると嘔吐が誘発される．

　印象採得時には印象材が軟口蓋や舌根部に接触する．接触した瞬間あるいは接触した印象材が動くと，その部の粘膜が刺激されて嘔吐を誘発することになる．よって印象トレーはしっかり保持して動かさないよう注意することが大切である．

　義歯を試適するときに患者が吐き気を訴える場合がある．とくに，義歯の経験がない患者に大型の義歯を試適すると，異物感とともに吐き気を訴えることが少なくない．そういう患者に対しては徐々に慣れるように指導する．義歯床の床縁が長い，適合が悪い，不安定などがある場合に吐き気を訴えることがある．その場合は義歯床の修正が必要となる．とくに，嘔吐に敏感な患者では義歯の維持，安定をそこなわない範囲で，上顎義歯では口蓋部分を削除して無口蓋状態にしたり，下顎では舌根部との接触をさけるよう舌側床縁を短かくすることもある．

　診療時の吐き気や嘔吐には高位中枢からの刺激，つまり，心理的要素も影響する．診療への不安や嘔吐の心配などは，かえって吐き気を促すので，患者をリラックスさせ，心配を取り除くように配慮する．また，術者に対する信頼も大きく影響する．信頼する教官では容易に印象採得できるのに，実習生ではトレーを試適しただけで患者が吐き気を訴えることがある．

歯ぎしり（口腔の異常機能）

　一般に，就眠中に上下の歯をすり合わせて音をたてる動作を歯ぎしりとよんでいる．よく歯ぎしりをする人とあまりしない人，普段はしないが，お酒を飲んだときや熱を出したときなどに歯ぎしりをする人がいることはよく知られている．就眠時の歯ぎしりの音は同室者にとって大変迷惑であるが，歯ぎしりの動作は本人の顎口腔系にとって，また，補綴臨床にとって重大な悪影響をもたらすやっかいなものである．

1. 歯ぎしりの発現

　夜間就眠時に生じる歯をすり合わせる動作の他に，歯を強くかみ締める動作，歯を細かく接触させる動作が無意識に覚醒時にも起こることがあり，これらを総称して歯ぎしり，またはブラキシズムとよんでいる．歯をすり合わせる動作（グラインディング）は就眠時に起こることがほとんどであるが，かみ締め（クレンチング）たり上下の歯を細かく接触（タッピング）させる動作は日中覚醒時にも行われる．

　歯ぎしりの原因は，以前は咬合の異常や口腔からの刺激と考えられていたが，最近では上位中枢の興奮が主であるといわれるようになった．日常生活上の出来事や精神的な疲労，心理的ストレス，身体的な疲労や病気などによって上位中枢が興奮し，それによって顎筋が緊張して歯ぎしりが起こるというものである．生理的な動作ではあるが機能的でないことから，口腔領域の異常機能 oral parafunction とよばれる．まだ詳細な発現のメカニズムはわかっておらず，軽減させる有効な方法はない．歯ぎしりは多くの場合強い力が作用するので，齲蝕や歯周疾患と同様，顎口腔系の破壊因子として注目されている．

2. 咬耗との関係

　歯ぎしりは上下の歯が強く接触するので，長期的には歯の摩耗が生じる．とくに，グラインディングの場合には，小臼歯，犬歯，切歯の咬頭や切縁に著しい摩耗が生じる．この摩耗した面を咬耗面といい，歯ぎしりがひどい人に多くみられる．その結果，咬合関係が変わることも少なくない．

歯ぎしりのメカニズム

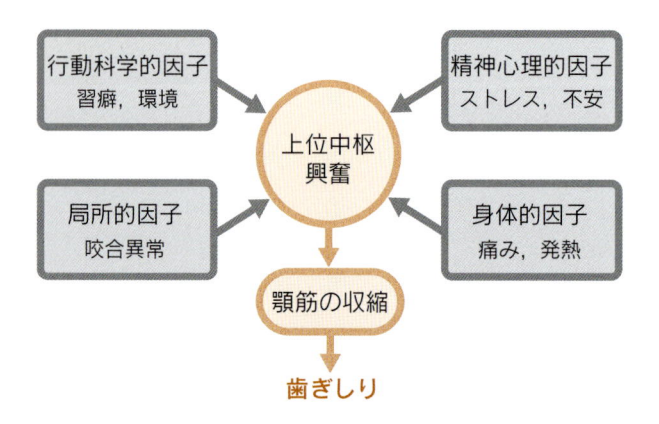

行動科学的因子（習癖，環境）／精神心理的因子（ストレス，不安）／局所的因子（咬合異常）／身体的因子（痛み，発熱）　→　上位中枢興奮　→　顎筋の収縮　→　歯ぎしり

3. 歯周組織への影響

　上下の歯が強く接触するので歯周組織に大きな力が加わる．それに反応して，歯周組織には歯根膜腔の拡大，セメント質の肥厚，歯槽骨の増殖による骨隆起など，さまざまな変化が生じる．

　咬合状態が悪かったり，早期接触する歯があると，局所的に強い力が集中してかかるので，歯が動揺するようになり，歯周病があると増悪する．

歯ぎしりの影響

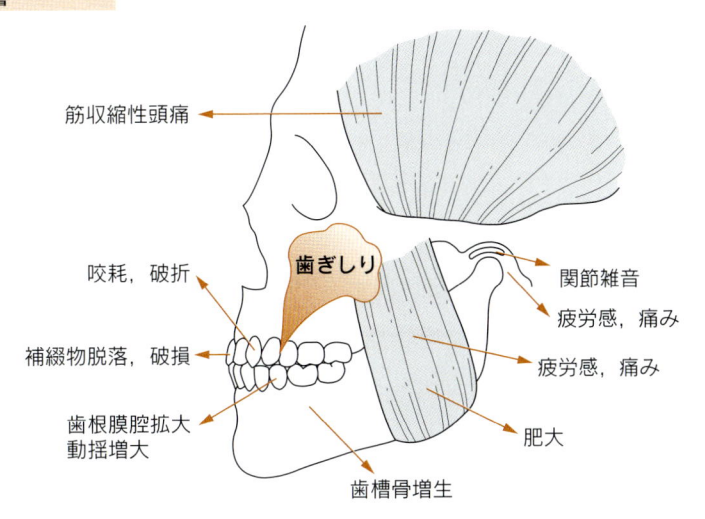

- 筋収縮性頭痛
- 咬耗，破折
- 補綴物脱落，破損
- 歯根膜腔拡大 動揺増大
- 歯槽骨増生
- 歯ぎしり
- 関節雑音
- 疲労感，痛み
- 疲労感，痛み
- 肥大

4. 顎筋，顎関節への影響

　歯ぎしりでは主に閉口筋が強く収縮する．クレンチングしているとき，咬筋や側頭筋が膨隆するのが外からわかる．そうした状態が頻繁に繰り返されると筋は疲労する．朝起床時に頰部に疲労感が生じたり，ときには頰部やこめかみに痛みがでるようになる．それが長期間繰り返されると咬筋は肥厚するようになる．

　閉口筋が強く収縮すると下顎が挙上され，下顎頭は関節円板を介して下顎窩を圧迫し，関節腔が狭くなる．このような状態が頻繁に起こると，関節円板は下顎頭との正常な位置関係が保てなくなり，転位して関節雑音や下顎運動障害の原因になる．

5. 補綴との関係

　歯ぎしりにより歯に通常の口腔機能時にはみられないような強い力が加わるので，とくに，金属冠や陶材冠にとっては大きな問題である．金属は天然歯質よりもやわらかいので著しく摩耗し，陶材は破折する．犬歯，小臼歯部の陶材を用いた補綴では，歯ぎしりの有無についての診断とその対策が重要である．

4　下顎運動，下顎位，咬合

　この章で述べる下顎運動，下顎位，咬合は下顎の機能を運動論的観点から解析したものである．かつて"歯科学は咬合なり"といわれたとおり歯科学特有のテーマであり，歯科補綴学のなかで大きな位置を占めている．
　これは元来，無歯顎者に対して義歯を製作するうえで必要に迫られて始まったと考えられる．義歯をつくるに際してヒトの顎の動きを模倣できる方法があれば大変都合がよく，そのために，顎の動きや歯の接触などの観察が行われ，咬合器がつくられ，徐々に高度な研究が行われて，ここにみるような学問領域に発展したといえる．
　今日では，下顎運動，下顎位，咬合に関する知識は義歯の製作のためだけでなく，有歯顎者の咬合診断や咬合再構成においても不可欠であり，きわめて重要なところである．

下顎運動

　下顎は主に顎筋と顎関節によって上顎に対して支えられている．顎筋は中枢からの指令に基づいて統制のとれた活動を行い，下顎は顎関節の許す範囲で自由に運動し，上下の歯列を介して咀嚼や嚥下，発音などの口腔機能を営んでいる．
　下顎運動は基本運動と機能運動に分けて扱われる．

1．下顎の基本運動

　下顎はある範囲内では自由に動くことができる．そのなかで，上下の歯列をかみ合わせたときの下顎の位置，つまり，咬頭嵌合位から下顎を下降・上昇させる開閉運動，前に突き出す前方運動，後ろへ引く後方運動，左右側方へ突き出す側方運動は，下顎の基本的な運動である．前方運動，後方運動，側方運動は上下の歯を接触させながらも行うことができ，それらは前方滑走運動，後方滑走運動，側方滑走運動とよばれる．

下顎運動の単純描記法

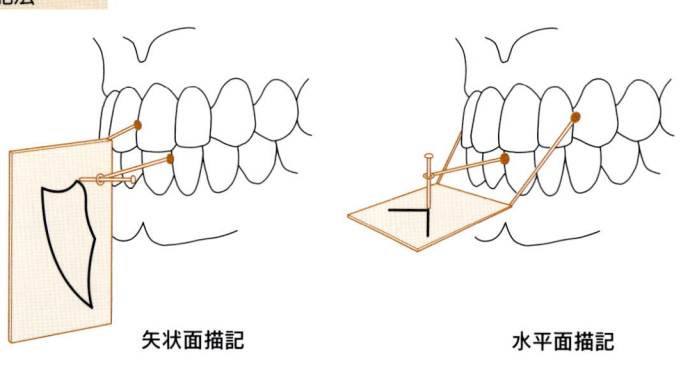

矢状面描記　　　　　水平面描記

単純描記法による各運動の記録

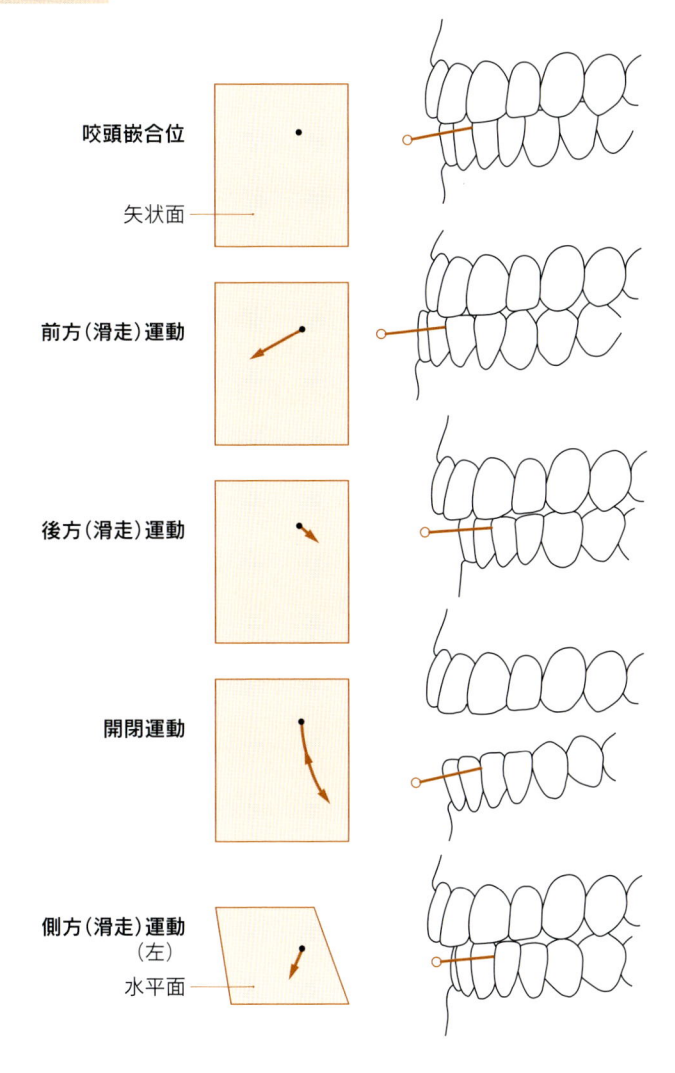

咬頭嵌合位
矢状面

前方（滑走）運動

後方（滑走）運動

開閉運動

側方（滑走）運動（左）
水平面

切歯点と顆頭点の運動

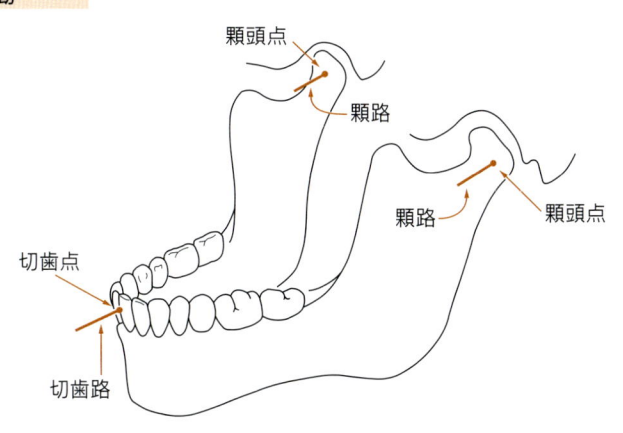

顆頭点
顆路
顆路
顆頭点
切歯点
切歯路

下顎運動

これらの運動は，下顎切歯部に標点をつけ，前方，側方，上方から観察したり，記録することによってよくわかる．

しかし，下顎の運動は下顎骨を主体とする立体的な運動である．そのため下顎骨上の3個所を代表点として，それぞれの動きによって表現するのが妥当である．代表点として古くから切歯部と左右の下顎頭（顆頭）部がそれぞれ切歯点，顆頭点として用いられてきた．下顎が運動したとき各点も動くが，その経路は切歯路，顆路とよばれている．

開閉運動や前方運動，後方運動は主に矢状面上で行われる運動である．

前方滑走運動として上下顎の切歯が切縁同士の位置（切端位）まで移動すると，切歯は前下方へ向かう経路を描くが，顎関節では下顎頭は関節円板に対してわずかに回転しながら下顎窩前壁の関節面に沿って前方に移動する．このときの切歯点，顆頭点の経路は矢状切歯路，矢状顆路といい，その咬合平面に対する傾きはそれぞれ矢状切歯路傾斜（角），矢状顆路傾斜（角）とよばれる．

さらに大きく前方運動や開口運動をするときには，下顎頭は同様の運動をしながらより大きく前進する．しかし，下顎の開閉運動のなかには下顎頭が下顎窩の後方にとどまったまま回転だけをするような運動もある．これを蝶番開閉運動という．

後方運動では切歯は後下方に，下顎頭は後方あるいは後上方などに移動するが，運動量が小さく一定しない．なお，後方運動は90％以上の人が行えるが，まったく行えない人も少数いる．つまり，咬頭嵌合位と後方咬合位（中心位，後方歯牙接触位）とが一致しているのである．

側方滑走運動の場合には，切歯は運動する側（作業側）に斜め前下方へ移動し，作業側の下顎頭はほぼ外側方にわずかに回転して移動するが，非作業側の下顎頭は回転しながら関節円板とともに下顎窩関節面を前下内方へ移動する．このときの切歯点や顆頭点の運動経路を側方切歯路，側方顆路といい，その正中面に対してなす角をそれぞれ側方切歯路角，側方顆路角とよんでいる．

左右の側方切歯路は，切歯点の側方滑走運動の経路であるが，これを咬合平面に投影したものはゴシックアーチという．また，側方顆路角は発見者の名にちなんで

前後・開閉運動時の顆頭点の動き

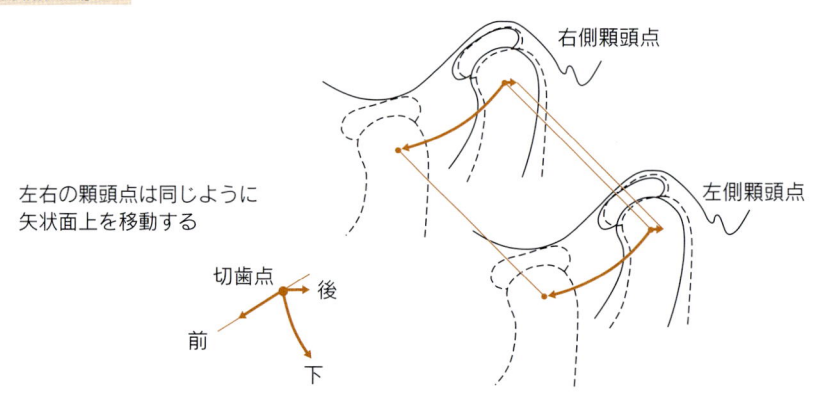

左右の顆頭点は同じように矢状面上を移動する

Bennett角ともいう．なお，側方運動そのものをBennett運動とよぶことがある．

矢状切歯路，矢状顆路，側方切歯路，側方顆路は，下顎の運動を考える場合や咬合器の調節をする場合などに必要な下顎運動要素である．

切歯路・顆路

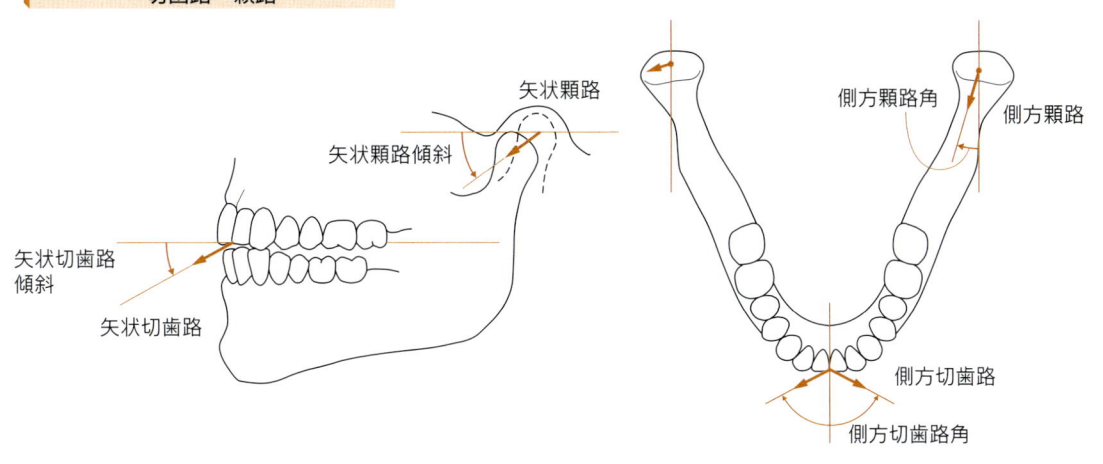

矢状顆路
矢状顆路傾斜
矢状切歯路傾斜
矢状切歯路
側方顆路角
側方顆路
側方切歯路
側方切歯路角

蝶番開閉運動

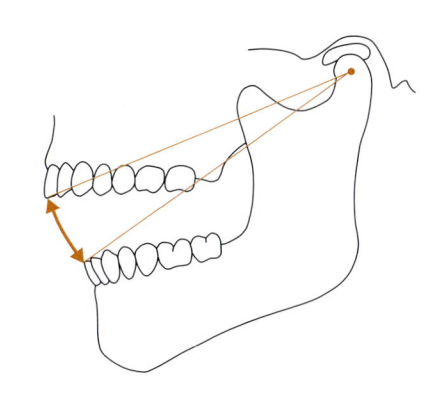

下顎頭は移動せず，回転のみで行われる下顎の開閉運動

側方運動時の顆頭点の動き

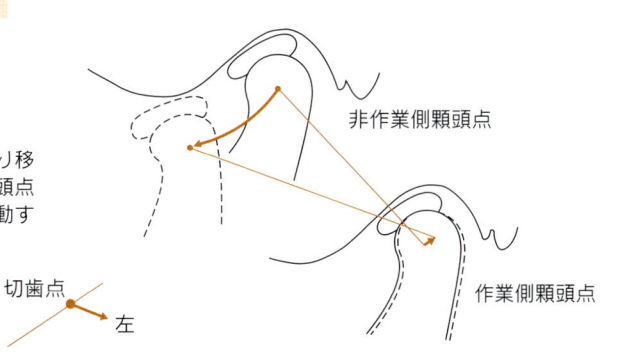

作業側の顆頭点はあまり移動せず，非作業側の顆頭点は大きく前下内方へ移動する

非作業側顆頭点
作業側顆頭点
切歯点
左

下顎運動

2. 下顎の限界運動

　下顎の限界運動とは，下顎が行える全運動範囲を縁取りする運動で，咬頭嵌合位からこれ以上は下顎が前方へは行けない（最）前方位までの前方滑走運動，および側方へはこれ以上は行けない（最）側方位までの側方滑走運動，後方へはこれ以上は行けない(最)後方位までの後方滑走運動，そして，それぞれの最終の位置からその下顎の状態をできるだけ保ちながら最大に開口した最大開口位までの運動である．

下顎の運動範囲

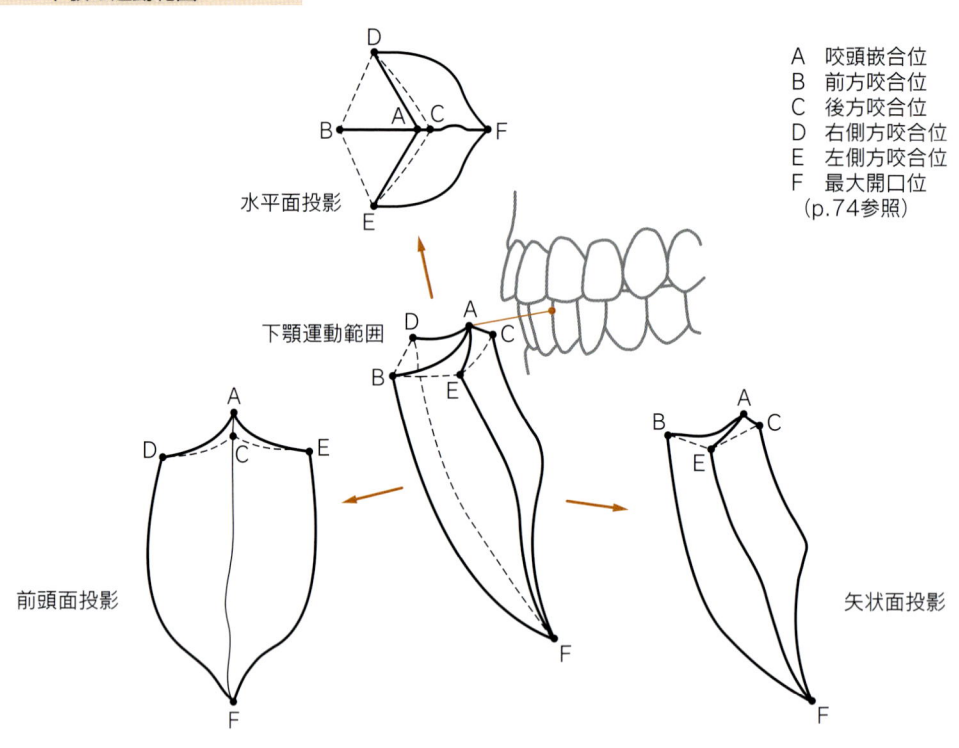

A　咬頭嵌合位
B　前方咬合位
C　後方咬合位
D　右側方咬合位
E　左側方咬合位
F　最大開口位
（p.74参照）

水平面投影

前頭面投影

矢状面投影

下顎運動範囲

下顎の限界運動

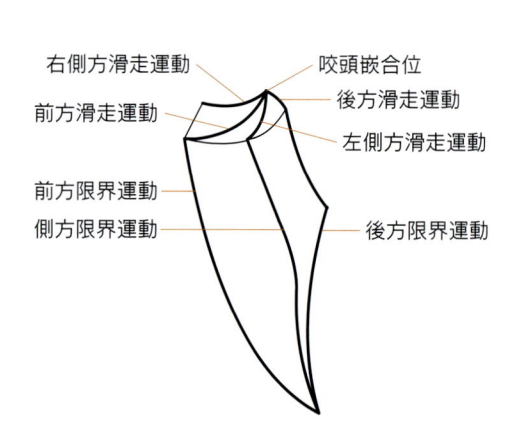

右側方滑走運動
咬頭嵌合位
前方滑走運動
後方滑走運動
左側方滑走運動
前方限界運動
側方限界運動
後方限界運動

（最）前方位，（最）後方位，（最）側方位は，下顎がそれ以上は行けない限界の位置，つまり，限界位であるが，そこから最大開口位までの運動はそれぞれ前方限界運動，後方限界運動，側方限界運動という．下顎の限界運動は各限界位をつなぐ運動ということになる．

前方限界運動，側方限界運動はなめらかな円弧を描くが，後方限界運動はほぼ中央で上下に分かれた円弧を描く．上部の円弧は蝶番運動によって描かれたものである．

切歯部で測定した咬頭嵌合位から各限界位までの距離は，最前方位および最側方位約 10〜13 mm，最後方位約 0.5〜1 mm，最大開口位約 40〜60 mm である．

3. 下顎の運動範囲

下顎の各限界位を結んで得られた 3 次元的な空間は，そのなかでは下顎が自由に動けるので，下顎の運動範囲ということになる．切歯部で記録すると，運動範囲は最大開口位に相当する下端がつぼんだ菱形柱をなしていて，前からは楯形，横からは類紡錘形，上からは菱形にみえる．上の面は上下の歯の接触滑走運動によって形成されるので，咬合状態によって変化する．無歯顎者ではこの部分は顎関節や顎堤，その他の組織によって決められた上方へ延びた不整形になる．側面は顎関節と顎筋によって形成され，有歯顎者，無歯顎者による違いはない．

この運動範囲は，最初に発表したスウェーデンの補綴学者の名前にちなんで Posselt の図形ともよばれている．

この形は臼歯部で記録すると上下的に短縮され，さらに，後方の顎関節部では薄くなって上方に彎曲した菱形の面状になる．顎関節では下顎頭が下顎窩関節面上を関節円板とともに上下的に遊びがない状態で移動することから考えると，この部の運動範囲が薄い面状になるのは当然である．

下顎各部における運動範囲

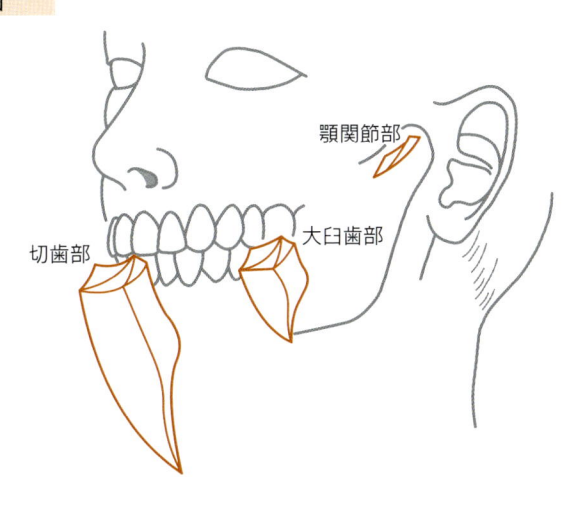

4. 機能運動

機能運動とは，口腔機能時に行われる下顎の運動で，主に咀嚼運動，嚥下運動，習慣性開閉運動がある．

(1) 咀嚼運動 食物を咀嚼しているときの下顎の運動である（p. 46 参照）．
一般に切歯部で観察されるが，この運動は，下顎運動範囲の上部 1/3～1/2 程度の範囲内で行われる．横からは単なる開閉運動のようにみえるが，前方からみるとその特徴がはっきりしているので，通常，前頭面の運動経路が問題にされる．これは，基本的には食物のある側（咀嚼側）に偏った類楕円形あるいは水滴状であるが，人によって，また，食物の性質によって変化する．

歯の咬頭傾斜が急な人では開閉運動に近い上下的な経路が多いが，咬頭傾斜が緩い人では類楕円形を描くことが多い．

食物の性質については，肉や野菜などのかみ切りにくい食物，ピーナッツなどの粉砕性の食物，チューインガムやヌガーのような抵抗性のある食物では，顕著に類楕円形が描かれる．

下顎は開口した位置から咀嚼する側（咀嚼側，作業側）に偏って閉口していく（閉口相）．閉口して食物に接触したら（咬合相），下顎の歯はそれをかみ潰し臼磨しながら上顎歯の咬頭斜面に沿って咬頭嵌合位付近まで滑走移動し（臼磨運動），ときには反対側（非咀嚼側，非作業側，平衡側）にまで及んだのちに開口する（開口相）．この咬合相での下顎歯の滑走移動は 1～2 mm 程度で，多くが側方滑走運動の経路とほぼ一致している．

リンゴやカマボコなど，かみ切りやすい食物では，咀嚼経路は類楕円形にはならず，開閉運動に近い上下的な経路で，咬合相での滑走移動はほとんど起こらない．

こうした，かみ切りやすい食物でみられる上下的な咀嚼運動は chopping 型とよばれ，硬い食物でみられる側方に偏って臼磨するような運動は grinding 型とよばれる．多くの食物では，最初 grinding 型であったのが咀嚼が進むにつれて chopping 型に変

咀嚼運動の範囲

右 0 左　　　前 0 後

右側咀嚼　　　左側咀嚼

前頭面　　　　矢状面

咀嚼運動の範囲

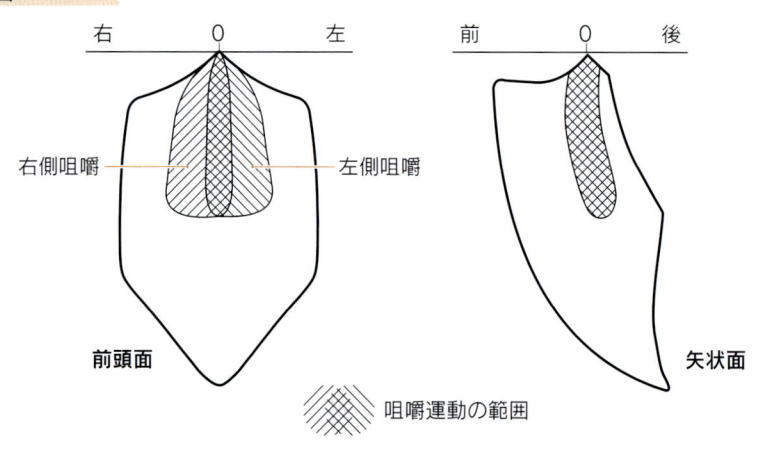

食物による咀嚼運動経路の違い

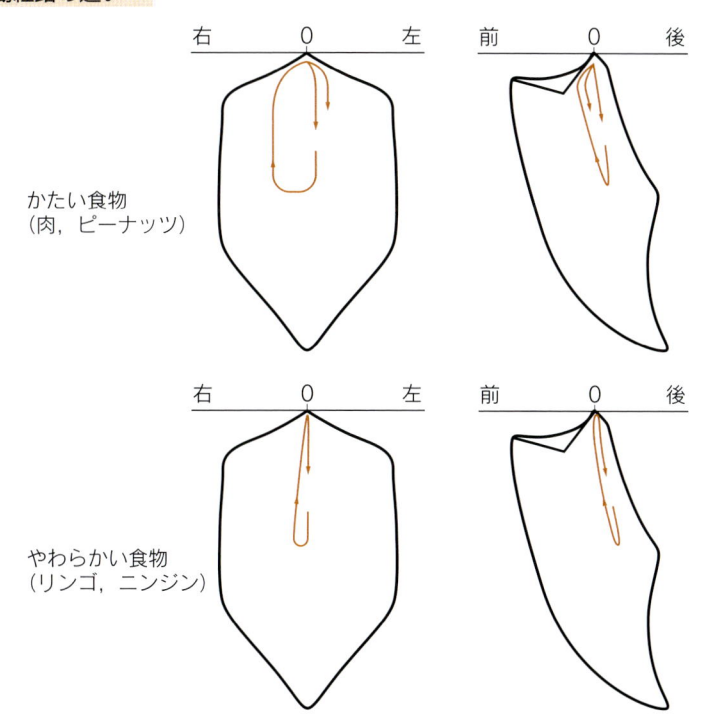

右 0 左　　前 0 後

かたい食物
(肉, ピーナッツ)

右 0 左　　前 0 後

やわらかい食物
(リンゴ, ニンジン)

側方滑走運動と咀嚼運動の関係

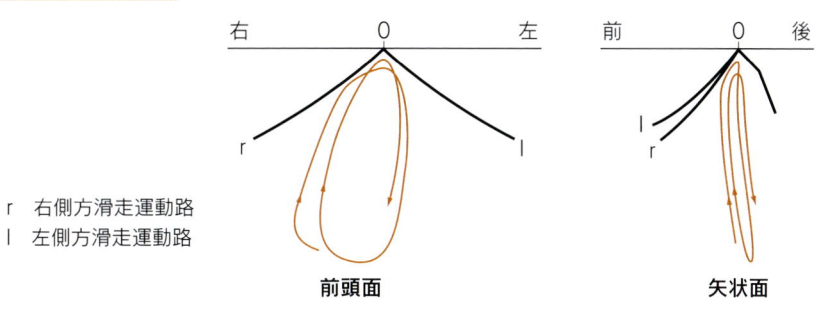

右 0 左　　前 0 後

r　右側方滑走運動路
l　左側方滑走運動路

前頭面　　矢状面

咀嚼運動経路

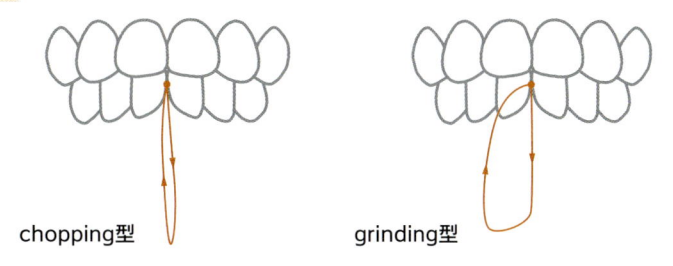

chopping型　　grinding型

下顎運動

わっていく．

　咀嚼運動は古くから観察され，運動経路を3相性，4相性，さらに，5相性を加えるなどしてパターン化されている．

　咀嚼運動は顎関節や顎筋の機能，上下の歯の接触関係によって影響を受け，それらが異常であると運動のリズム性がなくなり，円滑な咀嚼サイクルが描かれなくなる．咀嚼運動を観察することによって顎関節や顎筋，咬合の異常を知る手がかりが得られる．

(2) 嚥下運動　食物などを飲み込むときの下顎の運動である（p.51参照）．下顎は，ある開口した位置から上昇して上下の歯が接触し，そこで嚥下が起こったのち，ただちに下降する，あるいはその位置から咬頭嵌合位までわずかに滑走移動してから下降する．

　このとき歯が最初に接触するのは，多くの場合，後方歯牙接触位に近い後方位である（p.78図参照）．これは，嚥下の第1相で舌が食物を咽頭へ移動させる際に下顎も後退する傾向があるからである．

(3) 習慣性開閉運動　下顎安静位や，ある程度開口した位置から下顎が上昇して上下の歯が接触したのち，すぐに下降する運動である．日常無意識に頻繁に行われる．

　このとき歯の接触が起こる下顎の位置は筋肉位とよばれ，咬頭嵌合位にほぼ一致する（p.74参照）．ただし，これはカンペル線を水平にした場合で，頭位や体位によって変化する．

(4) タッピング運動　ある一定の早さで開閉口する動作で，その終末位付近の運動路が習慣性開閉運動とほとんど同じと考えられている．無歯顎者の咬合採得の際に咬頭嵌合位の水平的な位置を決めるのによく用いられる．上に述べたように，有歯顎者の習慣性開閉運動の終末位が咬頭嵌合位に一致していることから，無歯顎者の咬合採得において，この運動に近いタッピング運動を利用して水平的な咬頭嵌合位の位置を求めようとするものである．

　習慣性開閉運動が無意識に行われるのに対して，タッピング運動は自発的に行う運動である．

咀嚼運動パターン

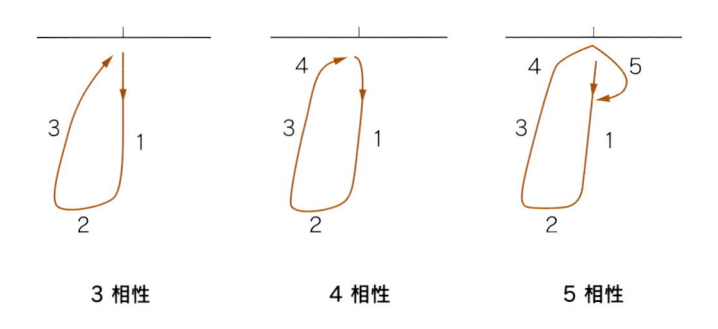

　　　3相性　　　　　　4相性　　　　　　5相性

嚥下運動

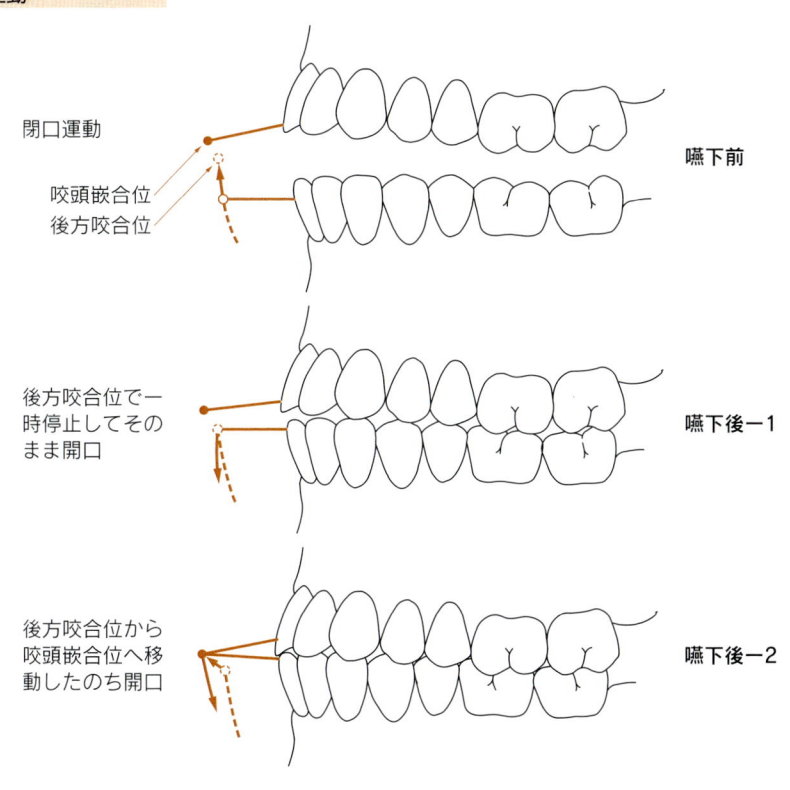

閉口運動

咬頭嵌合位
後方咬合位

嚥下前

後方咬合位で一時停止してそのまま開口

嚥下後－1

後方咬合位から咬頭嵌合位へ移動したのち開口

嚥下後－2

嚥下運動と習慣性開閉運動の経路

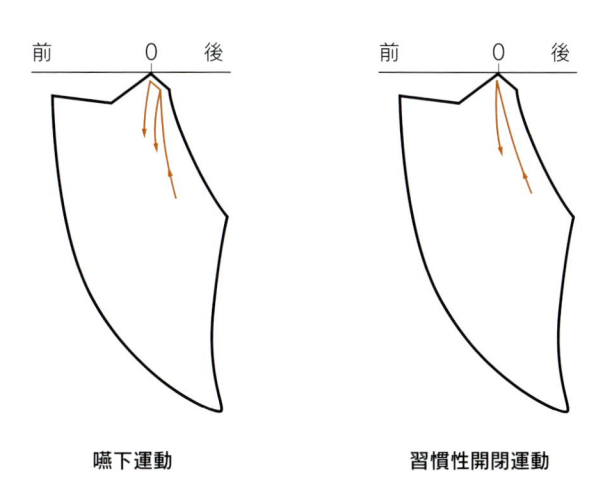

前　0　後

前　0　後

嚥下運動

習慣性開閉運動

下顎運動

下顎位

下顎は限界運動で決められた範囲内では自由に動くことができ，任意の位置をとることができる．下顎位とは，そうした任意の下顎の位置であって，上顎に対する位置関係として表現される．そのなかで，とくに機能的あるいは臨床的に重要な位置がいくつかある．なお，上下顎の歯列が接触する下顎位は，とくに咬合位とよばれ，咬頭嵌合位，前方咬合位，後方咬合位，側方咬合位がある（p.68 参照）．

1. 咬頭嵌合位

咬頭嵌合位とは，上下顎の歯列の接触面積が最大になる状態で嵌合したときの咬合位である．これは，上下の歯列をかみ合わせて最も落ち着いた状態のときの下顎の上顎に対する位置であり，歯のかみ合わせによって決まる下顎位である．歯がなかったり，歯があっても，かみ合わなければこの下顎位はないことになる．

健常な人では，咬頭嵌合位のとき顎関節では下顎頭は関節円板を介して下顎窩のほぼ中央に位置している．この位置は解剖学的研究によって見いだされた顆頭安定位と一致している．また，カンペル線が水平になるように頭を保った状態で口を静かに小さく開閉運動すると，下顎は左右の筋肉のわずかな収縮によって水平的に，ある決まった位置に閉じる．この閉じたときの下顎位は筋肉位とよばれ，咬頭嵌合位はこの筋肉位ともほぼ一致している．つまり，健常な歯列をもった人では，咬頭嵌合位は顎関節や顎筋とは機能的に調和した関係にある．

しかし，咬頭嵌合位は歯列のかみ合わせによって決まるので，著しい歯列不正や偏った咬耗があると，かみ合わせたときに下顎が側方や上方などに偏位したり，不安定になるなど，咬頭嵌合位が本来の状態から変化することがある．顎関節では下顎頭は下顎窩の中央の位置からずれ，左右の筋肉のバランスも崩れる．このような咬頭嵌合位は顎関節や顎筋と機能的に不調和であるということになる．

したがって，咬頭嵌合位は顎関節や顎筋と必ずしも機能的に調和しているとはかぎらず，調和している場合もあれば，そうでない場合もあり，機能的に調和している咬頭嵌合位は，古くからいわれている"中心咬合位"ということになる．

▶40年くらい前までは中心咬合位 centric occlusion という用語がもっぱら使われ，咬頭嵌合位 intercuspal position という用語はほとんど用いられなかった．当時は無歯顎者に対して義歯による咬合をつくることが主体であったため，顎関節や筋肉の機能に調和している咬合位，つまり，中心咬合位だけで問題はなかった．しかしその後，有歯顎についての研究が進むにつれて，顎関節や筋肉と機能的にアンバランスな咬合関係がみられることから，顎関節や筋肉とは無関係に上下顎歯列のかみ合わせだけで決まる下顎位を表現する用語が必要になり，咬頭嵌合位という用語が使われるようになったようである．咬合診断や有歯顎の咬合再構成に当たって，顎関節や筋肉の機能によって決まる下顎位に対して，上下顎歯列の嵌合によって決まる下顎位を区別する必要がでてきたのである．

(1) 咬頭嵌合位と下顎の機能　咬頭嵌合位は，無意識に口を閉じたときに上下顎歯列がおさまる位置であり，咀嚼運動や日常頻繁に行われる習慣性開閉運動，嚥下運動の終末の位置である．それぞれの運動では下顎は

中心咬合位

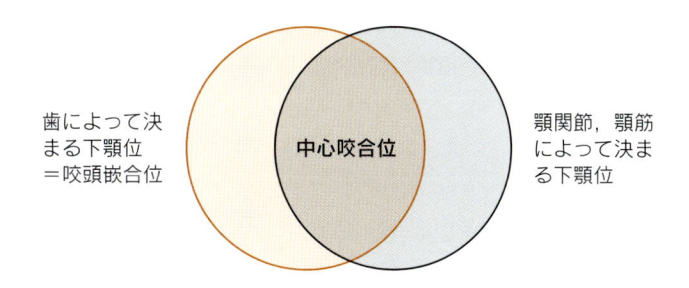

歯によって決まる下顎位＝咬頭嵌合位

中心咬合位

顎関節，顎筋によって決まる下顎位

咬頭嵌合位と機能運動

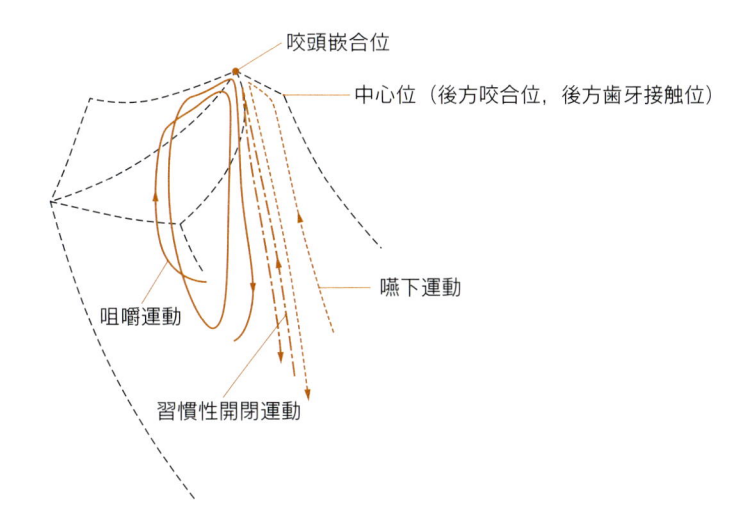

咬頭嵌合位
中心位（後方咬合位，後方歯牙接触位）
嚥下運動
咀嚼運動
習慣性開閉運動

　咬頭嵌合位へ向かって閉口して最終的に落ち着くので，この位置が不明確であったり，顎関節や顎筋の機能と不調和であったりすると，下顎の運動が円滑に行えなくなる．
　また，咬頭嵌合位は，それ以外の咬合位に比べて最も大きな咬合力が発揮でき，咀嚼時には食物に十分な力が加えられる咬合位である．
　咬頭嵌合位はあらゆる下顎位のなかで顎機能上，最も重要な下顎位といえる．
(2) 臨床上の意義　咬頭嵌合位は日常最も頻繁に下顎がとる位置であり，臨床上もきわめて重要な下顎位である．補綴の臨床では，歯列が崩壊し咬合がなくなった状態に対して，あらたに咬合をつくることは日常的に行われているが，そこでは顎関節や顎筋と機能的に調和した咬頭嵌合位を復元（再現）し，それをながく維持させることが最大の要件である．そこで行われる咬合採得という診療行為は，下顎位を求めるための大切な作業である．

咬頭嵌合位

健常な人では，咬頭嵌合位は顎関節や顎筋と機能的に調和した関係にある

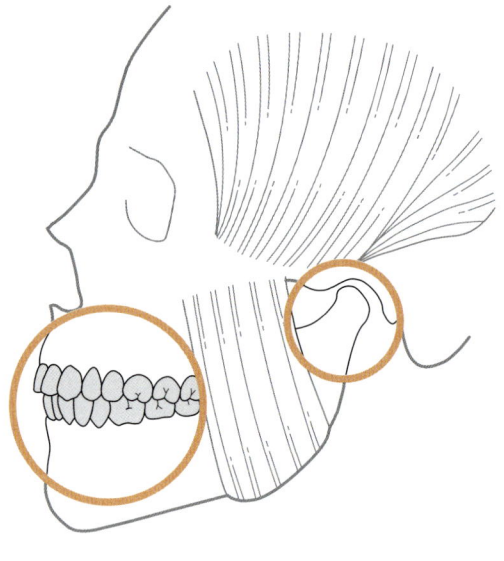

咬頭嵌合位が不正になると，顎関節や顎筋と機能的に不調和になる

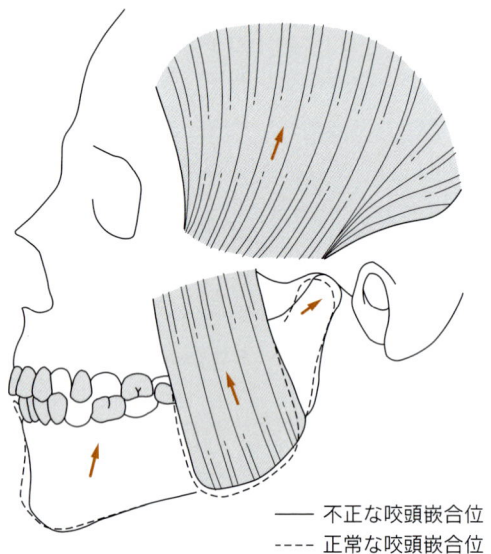

―― 不正な咬頭嵌合位
---- 正常な咬頭嵌合位

2. 中 心 位

　中心位 centric relation とは，古くからの定義では，"下顎が無理な力によることなく最も後退し，そこから側方運動ができる位置"とされている．そのため下顎最後退位 most retruded position ともよばれてきた．
　近年，中心位の考え方はさまざまで，定義として体をなさなくなった．そのなかで，"中心位は下顎頭が下顎窩前上方の関節隆起の関節面に接近した位置にあるときの下顎位である"とする以前の定義とはまったく逆の考え方もある．そこで，ここでは顎関節の解剖学的知見に基づいて，従来の定義に従うことにする．

前項でも述べたように，ほとんどの人は下顎を自分で後方へ引くとわずかに後退できる．つまり，（最）後方位をとることができるが，そこから左右に側方運動すると水平面上にはゴシックアーチが描かれる．その頂点では下顎は前後的，左右的に最も後退した位置になることから，この位置が中心位ということになる．

　下顎が中心位にあるとき，顎関節では下顎頭は関節円板を介して下顎窩の中で後方に位置している．咬頭嵌合位のときの下顎頭の位置と比べると，大部分の人では0.5〜1.0 mm 後方にある．よって，この下顎頭の位置は顆頭最後位とよばれる．さらに，この位置では下顎頭を移動させずに，ある程度の純粋な回転運動，つまり，蝶番運動ができるので，終末蝶番位 terminal hinge position ともよばれる．

　前項で述べたように，下顎を後方に引きながら開閉運動すると後方限界運動の経路が描かれる．上部の円弧は蝶番運動によるものであるが，その範囲内では下顎頭は終末蝶番位に位置しているので，この円弧上では下顎は中心位にあるといえる．つまり，この円弧の範囲で水平面上にゴシックアーチを描くと，その頂点は蝶番運動の経路と一致することになる．

　中心位は，顎関節内で下顎頭が最後位にある下顎位であって，歯列の有無とはまったく関係ない．しかし，有歯顎者の90％以上の人では，咬頭嵌合位から中心位に向かって下顎を後退させると，下顎歯列は切歯部で 0.5〜1 mm 程度後方滑走運動したのちに後方開口するので，この最後方の咬合位は後方咬合位，あるいは後方歯牙接触位 retruded contact position とよばれる．これは中心位における咬合位であり，蝶番運動の終末位でもある．

　つまり，中心位は下顎が最も後退した下顎位，顎関節で下顎頭が最も後方に位置していることによって判定されるが，それに対して前記のようないろいろな用語があるのは，見方の違いによるものである．前項で述べた（最）後方位も中心位と同じである．

顆頭最後位（終末蝶番位）

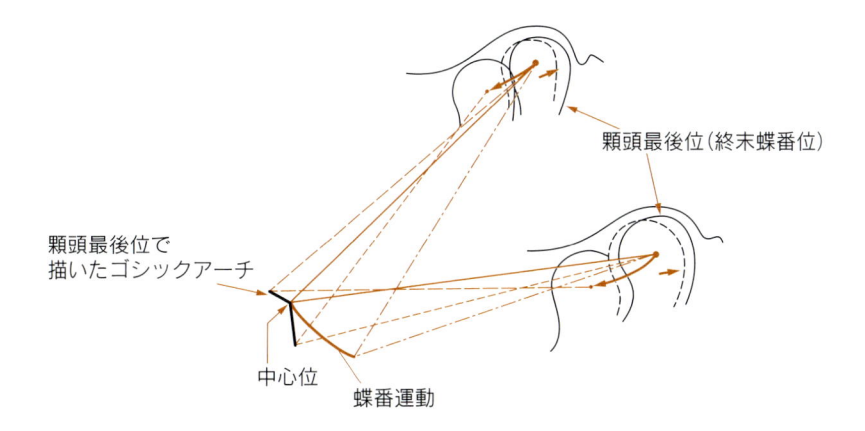

蝶番運動とゴシックアーチ

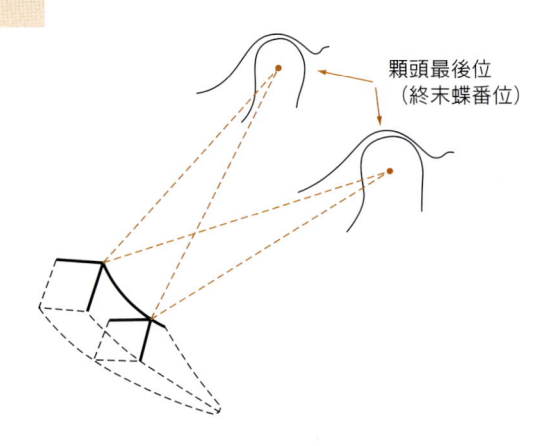

顆頭最後位
（終末蝶番位）

後方歯牙接触位

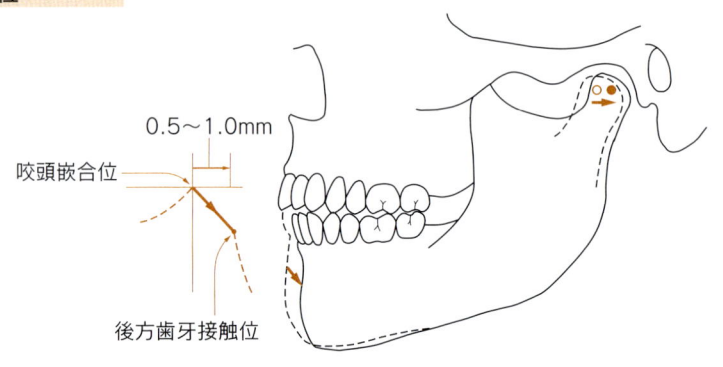

0.5〜1.0mm
咬頭嵌合位
後方歯牙接触位

(1) 中心位と下顎の機能　下顎が後退した位置をとるのは嚥下運動や歯ぎしり（ブラキシズム）のときによくみられる．嚥下運動では下顎はある開口位から閉じていくが，しばしば咬頭嵌合位よりもやや後方で上下の歯が接触し，そこからすぐに開口したり前方にわずかに滑走運動して咬頭嵌合位に達したのち開口する（p. 51, 72 参照）．

　歯ぎしりは咬頭嵌合位付近で頻繁に起こるが，後方歯牙接触位付近でもよく起こる．これらの動作は無意識に行われるので，動作に関係する顎筋や顎関節，接触する歯の歯周組織に強い負荷がかかるが，ほとんど気づかない．

(2) 臨床上の意義　顎関節に異常がない場合，中心位では下顎頭は顆頭最後位をとる．この位置は顎関節の構造からみて一定しているので，歯の欠損により失なわれた咬頭嵌合位を再現する場合や，不正な咬頭嵌合位を診断する場合などに水平的な基準位として使われる．

　日常の臨床で義歯を製作するとき咬合採得を行うが，その際に下顎を後方へ引いた状態で側方運動を行わせて咬合平面上にゴシックアーチを描かせる．このゴシックアーチの頂点（アペックス）は先の定義からわかるように中心位に相当するので，

これを参考にして咬頭嵌合位を設定する．中心位は咬合採得において咬頭嵌合位の水平的な位置決めをするための基準位として有効である．

なお，中心位は顎関節で規定されるので，関節円板の転位や下顎頭の変形など顎関節に異常があると下顎位は不正になる．その場合は基準位としては使えない．

▶ちなみに，ここではゴシックアーチの内角の大きさは直接関係ないが，有歯顎者のほうが無歯顎者よりもこの角度が大きいことが古くからいわれてきた．しかし，これはゴシックアーチを描記する際の下顎の誘導による側方滑走運動の方向が異なるためであって，下顎運動の本質的な違いではない．

無歯顎者では，ゴシックアーチの描記は中央支持点を咬合平面板で支えながら側方滑走運動するようにして行うが，有歯顎者では，上下の歯列の咬頭を接触しながら側方滑走運動させて行うのが普通である（p. 64 図参照）．つまり，有歯顎者の場合，下顎は咬頭によって下行するように誘導されながら側方へ運動する．下顎運動範囲はやや前傾しているため，この側方滑走運動経路を水平面上に投影すると，咬合平面上で描いたゴシックアーチよりも内角が大きくなる．有歯顎者でも咬合平面

無歯顎者のゴシックアーチ描記

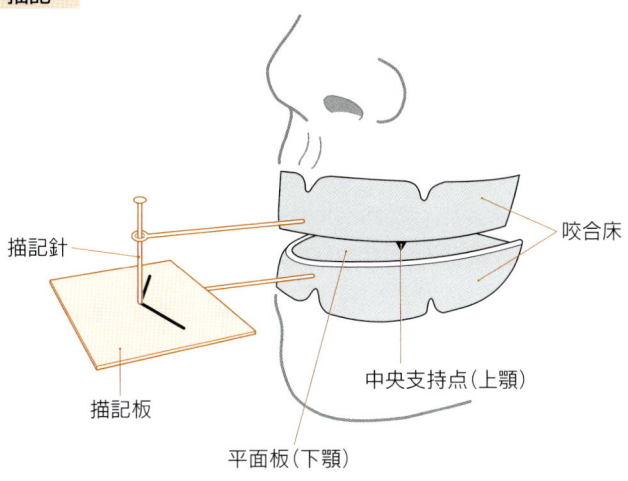

ゴシックアーチ内角の違い

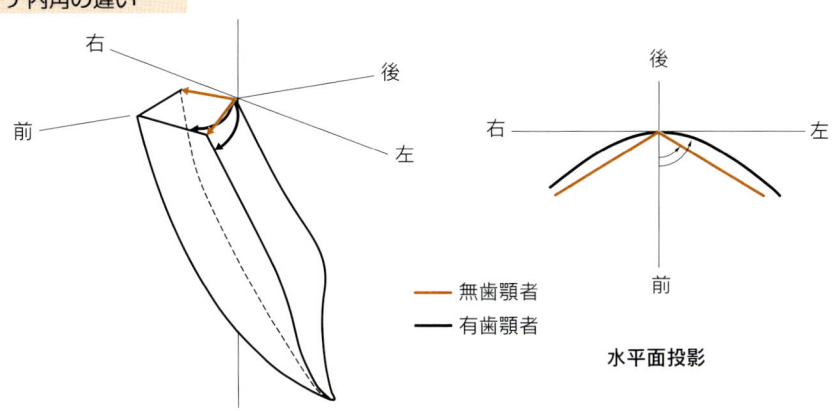

板を用い，中央支持点を長くして咬頭が接触しないようにして側方滑走運動を行わせれば，無歯顎者と同じような内角のゴシックアーチが描かれるはずである．

3. 下顎安静位

下顎安静位とは，頭を垂直に保ち，上下の顎の力を抜いて楽な状態をとったときの下顎位である．有歯顎者ではこの状態のとき，切歯部は咬頭嵌合位よりも 2〜4 mm 程度下降し，顎関節部では下顎頭は下顎窩中央よりもごくわずか 0.1〜0.3 mm 程度前方に位置する．この切歯部での上下顎歯列間の隙間は安静空隙とよばれる．

下顎は閉口筋が活動しないと重力によって下降するが，下顎安静位では顎筋は下顎の下降を防ぐため最小限の活動をしている．つまり，下顎に作用する重力とバランスするように顎筋は働いている．筋の活動にはさまざまな因子が作用するので，この下顎位もそれらの影響を受ける．

下顎安静位が影響を受けるのは，1つは体の姿勢や頭の位置である．上体を起こした状態と寝た状態，また，まっすぐ前を向いた状態と前屈や後屈した状態では安静にしたときの下顎の位置は異なる．そのため，この下顎位は姿勢位といわれるが，

安静空隙

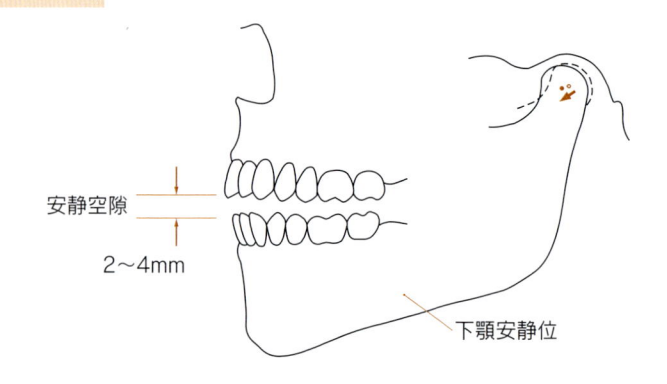

安静空隙
2〜4mm
下顎安静位

筋の緊張に影響を与える因子

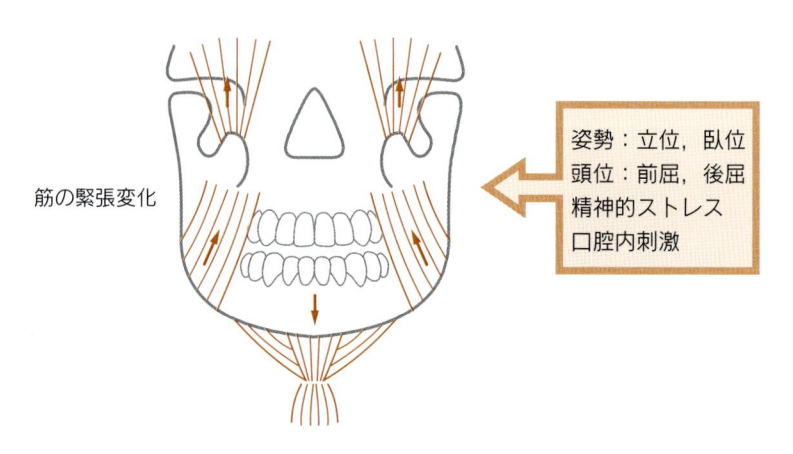

筋の緊張変化

姿勢：立位，臥位
頭位：前屈，後屈
精神的ストレス
口腔内刺激

下顎安静位というときには，上体を起こし，カンペル線を水平に保ってまっすぐ前方を向いた状態であること，少なくとも頭位は垂直であることが重要である．

次に，筋の緊張の程度が影響する．これには精神心理的なストレスや歯，口腔からの刺激が関係する．精神的ストレスがあると筋は緊張度が増して収縮する傾向がある．また，歯に早期接触や咬頭干渉があると神経筋機構の働きによって筋の緊張度が亢進する．筋，とくに閉口筋の緊張が増すと下顎は上昇する傾向がある，つまり，安静空隙は小さくなる．

(1) 下顎安静位と下顎の機能　下顎安静位は日常無意識にとる下顎位で，正常有歯顎者の場合には上下顎の歯列は安静空隙を保って離開している．その位置からときどき無意識に習慣性閉口運動が行われるが，上下の歯列が接触した位置が筋肉位である（p. 74 参照）．下顎安静位は習慣性閉口運動の経路上に乗っていると考えられている．

口腔内にたまった唾液の嚥下も下顎安静位から無意識のうちに行われる．

下顎安静位は下顎が動作をしないときにとどまっている位置であり，下顎安静位からすべての動作が始まるといえる．

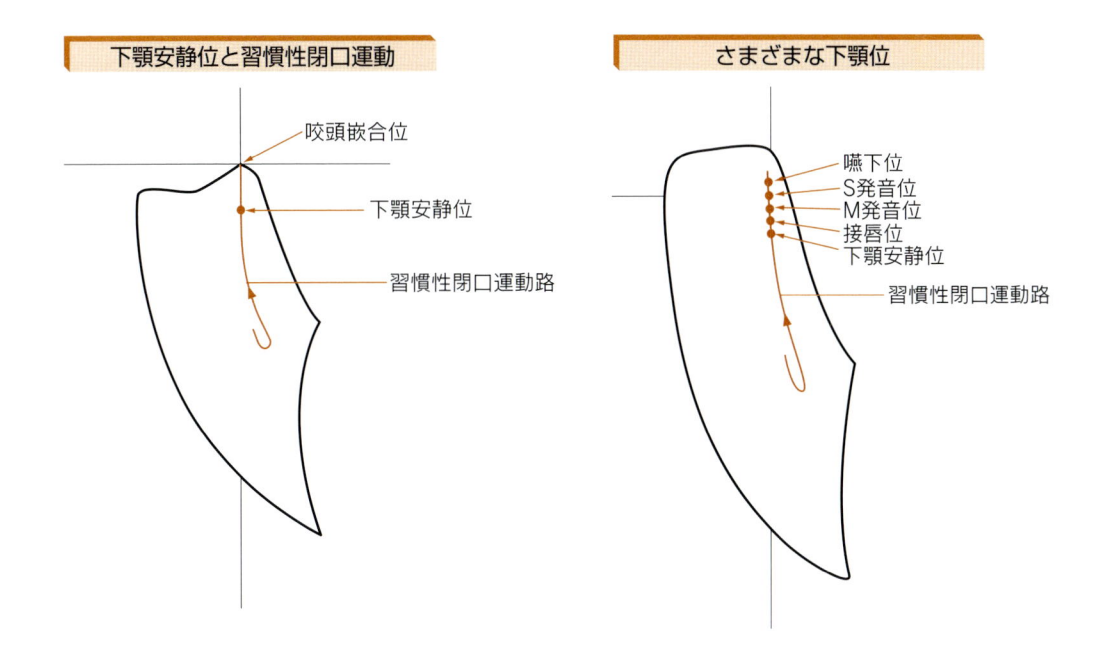

(2) 臨床上の意義　健常者では下顎安静位は咬頭嵌合位よりも下方で，上下顎歯列間で約 2〜4 mm の安静空隙が生じている．無歯顎者などで咬頭嵌合位をあらたにつくる場合に咬合採得でこの関係が応用される．まず下顎安静位を探し，その位置から安静空隙に相当する距離だけ上方の位置に咬頭嵌合位の高さを決める．つまり，下顎安静位は適正な咬頭嵌合位を決めるための上下的な基準位として用いられる．

▶咬頭嵌合位の上下的な位置を決めるのに下顎安静位以外にいろいろな下顎位が参考として使われる．M，Sの発音をしたときのM発音位，S発音位（p.59参照），唾液や少量の水を飲み込んだときの嚥下位（p.52参照），また，上唇と下唇を軽く接するようにしたときの接唇位などがある．これらの下顎位は上下的に同一の位置にあるわけでなく，人によりおのおのの高低順位が異なるが，ほとんどが習慣性閉口運動の経路の近くに並んでいる．

下顎位，下顎運動，顆頭位の関係

下顎位	関係のある下顎運動	関係のある下顎位，顆頭位	
咬頭嵌合位	咀嚼運動 習慣性開閉運動	筋肉位	顆頭安定位
中心位 　〔後方咬合位 　　後方歯牙接触位〕	嚥下運動 蝶番運動 （歯ぎしり）		顆頭最後位 終末蝶番位
下顎安静位	習慣性閉口運動	（姿勢位）	

4．偏心位（偏心咬合位）

　偏心位とは，咬頭嵌合位以外のすべての咬合位を指す．
　実際には上下の歯列を接触させながら下顎を前方，側方あるいは後方に適当に運動させたときの前方咬合位，側方咬合位，後方咬合位を偏心位とよんでいる．
(1) 偏心位と下顎の機能　咀嚼運動をはじめ，ほとんどの機能運動は咬頭嵌合位に終末するが，その過程では偏心位や咬頭嵌合位との間の部分が関係している．咀嚼運動では側方咬合位が，嚥下運動では後方咬合位がかかわっている．
(2) 臨床上の意義　偏心位は咬頭嵌合位ほど使用頻度は高くないが，日常の下顎の動作でよく使われる咬合位であることから，ここでの咬合接触が顎関節や顎筋の機能と不調和にならないようにすることが重要である．咬合調整に際して見すごさないよう留意する．

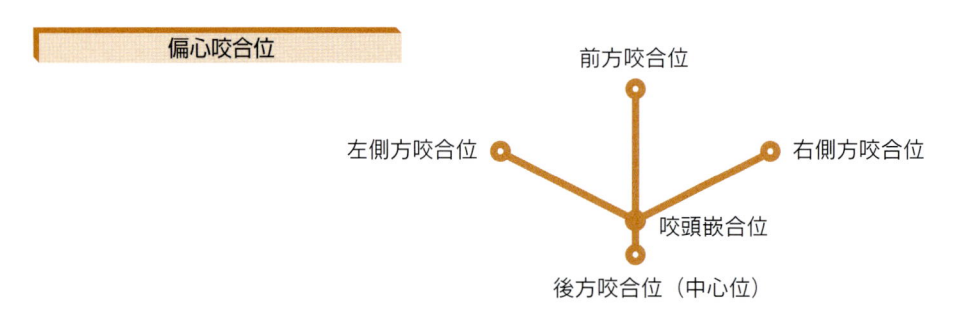

偏心咬合位

前方咬合位
左側方咬合位　　右側方咬合位
咬頭嵌合位
後方咬合位（中心位）

5. 咬合採得にかかわる下顎運動と下顎位

　咬合採得は，下顎の運動範囲内で適切な咬頭嵌合位，つまり，中心咬合位を求めるための作業である．これは三次元的な位置であるので，まず上下的に妥当な位置を探し，ついで，その位置について水平的に妥当な位置を求めるというのが普通の作業手順である．

▶上下的な位置，これは通常，咬合高径とよばれるが，この決定には一般に下顎安静位が基準として用いられ，その位置から有歯顎者でみられる安静空隙 2〜4 mm だけ上方の位置をもって妥当な咬合高径とする．

　下顎安静位には内外の刺激が影響するので，できるだけ余計な刺激をさけるよう配慮が必要である．下顎安静位だけでははっきりしないときには，嚥下位や接唇位，さらに，顔貌の自然さなどを参考として用いる．とくに，安静空隙の中でどの位置にするかを決めるのにこれらが役立つ．

▶水平的な位置の決定には，先に決まった咬合高径の水平面内で下顎を後退させた状態で側方運動を行わせ，ゴシックアーチを描かせる．その頂点が中心位になるので，すでに述べたように有歯顎者で得られた咬頭嵌合位までの距離 0.5〜1.0 mm だけ前方の位置をもって妥当な水平的位置とする．

　この場合，前方の位置をどれだけにするか，範囲は示されていても患者個人について適切な値がわからない．そこで，ゴシックアーチの記録について，タッピング運動を行わせてその終末点を記録する．この運動は習慣性開閉運動と同様の経路を描き，健常者では咬頭嵌合位に終末することがわかっている．つまり，タッピング運動の終末点，これも実際には 1 点ではなく，ある小さい範囲があるので，そのなかで最も頻度の高いところをもって妥当な水平的位置とする．

　なお，タッピング運動をさせるときには，カンペル線が水平になるように頭位を保ち，30 mm 程度の開口量で比較的早く行わせるのがよいといわれる．

咬合採得の原理

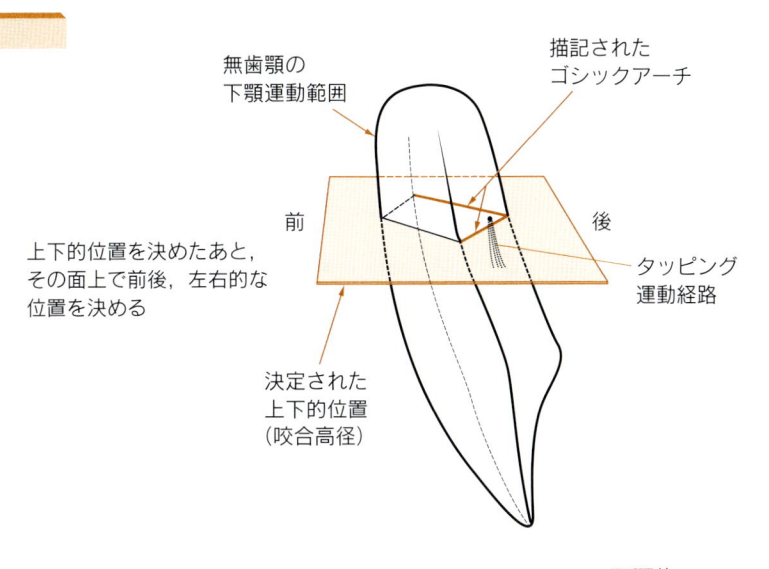

咬合とは，上下顎の歯や歯列が接触したときの関係をいう．これは，いろいろな下顎運動や下顎位をとったときの歯や歯列の関係すべてを意味している．

1. 咬合支持

咬合は上下顎の歯の関係であるが，これによって下顎の位置が保たれることは咬合支持ということになる．しかし，通常，咬合支持という場合には，とくに，咬頭嵌合位という下顎位を上下の歯列によって支えることを意味している．

咬合支持には歯列のなかでも臼歯がかかわっていて，臼歯が動揺したり失なわれたりすると，しっかりした咬合支持は得られなくなり，咬頭嵌合位は不安定になったり，まったくなくなったりする．よって，臼歯の部分は咬合支持域とよばれている．

この咬合支持域について，臼歯列を左右側の小臼歯部と大臼歯部の4つに区分して咬合支持の状態を表示する方法（Eichner の分類）が用いられることがある．Eichner の分類によると，小臼歯部の支持域は上下顎小臼歯2歯で，大臼歯部の支持域は上下顎大臼歯2～3歯で構成される．ある1歯が歯冠崩壊や欠損したりすると対合歯があっても咬合接触はなくなるが，所属する支持域で他の歯に咬合接触があればその支持域は存在するとする．この分類によって咬合支持にかかわっている部位や咬頭嵌合位の安定の程度が表現できる．

臼歯が失なわれて咬合支持がなくなった場合，補綴的に咬合支持を与えなければならない．義歯で咬合支持を与えるに当たっては，義歯の適合性や安定性，また，顎堤粘膜の被圧変位性などが関係するので，これらについて十分検討し，機能的に満足な咬合支持が得られなければならない．咬合支持が不完全で咬頭嵌合位が不安定であると顎口腔機能のすべてが円滑に行われなくなり，後に述べるようなさまざまな機能障害が生じる可能性がでてくる．咬頭嵌合位の確立と維持は補綴治療で最も重要な点である．

咬合支持域

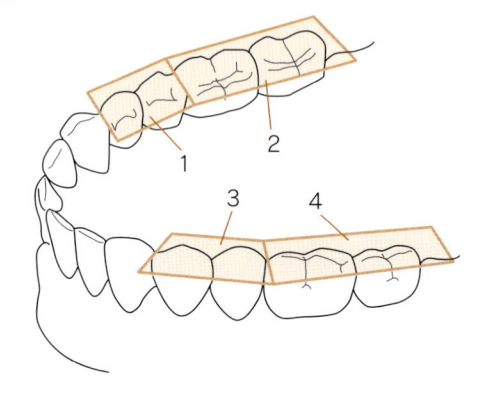

Eichner の分類

A ：支持域がすべてあるもの
A1：歯の欠損がない
A2：片顎の歯列に欠損がある
A3：両顎の歯列に欠損がある

B ：支持域が部分的あるいは全部失なわれているが，対合接触があるもの
B1：支持域が3つ
B2：支持域が2つ
B3：支持域が1つ
B4：支持域はないが，前歯が対合接触する

C ：対合接触がまったくないもの
C1：両顎に歯はあるが，対合接触がない
C2：片顎が無歯顎
C3：両顎が無歯顎

● 対合接触のある歯

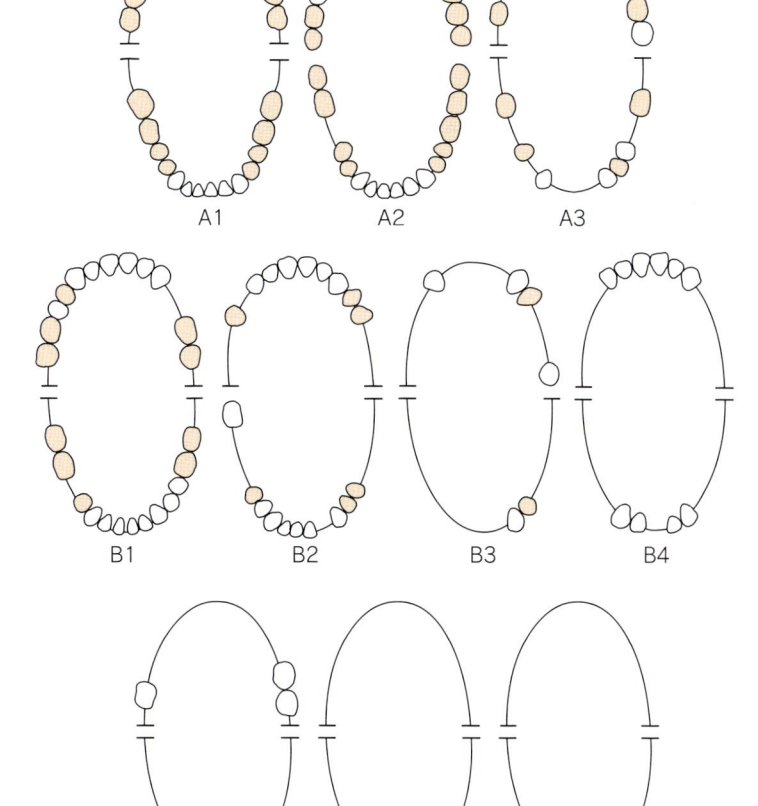

2．咬頭嵌合位における咬合関係

(1) 被　　蓋　健常な歯列をもった人で，咬頭嵌合位にあるときの咬合状態を唇側や頰側からみると，上顎歯列が下顎歯列をおおうようなかたちになっている．これは被蓋とよばれる．被蓋は，上下的あるいは垂直的な被蓋と水平的な被蓋とに区別される．通常，垂直的被蓋は上下顎中切歯の切縁間の距離で，水平的被蓋は上顎中切歯の切縁と下顎中切歯の唇面間の距離で表される．被蓋の大きさは，臨床では前歯部だけでなく臼歯部でも問題になることがある（p.34 参照）．

被蓋に関して上下顎歯列をみると，上顎歯列が下顎歯列をおおう正常な被蓋関係をもつ正常咬合の他に，被蓋が逆になった反対咬合，歯列の一部で被蓋が逆になった交叉咬合，被蓋がほとんどない切端咬合，前歯部の垂直的被蓋が大きすぎる過蓋咬合，さらに，歯列の一部に咬合接触がない開咬（オープンバイト）などがある．

被蓋の表示

水平的被蓋

垂直的被蓋

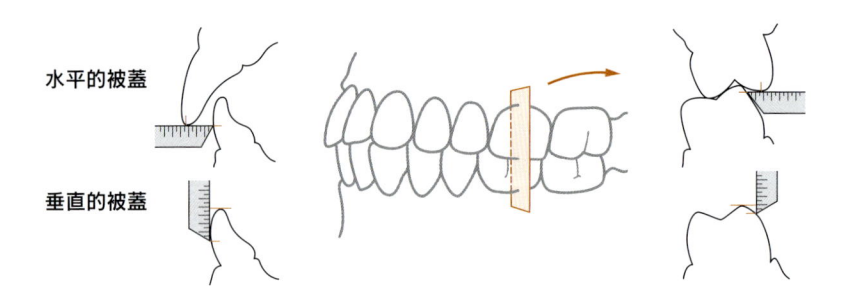

切歯の被蓋と前方滑走運動経路

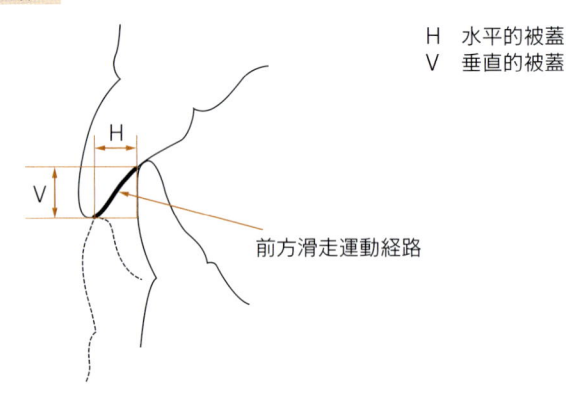

H　水平的被蓋
V　垂直的被蓋

前方滑走運動経路

　正常な被蓋関係の場合，基本的には切歯の被蓋は下顎の前方滑走運動を規制する．下顎が前方滑走運動するとき，下顎の切歯は上顎の切歯舌面に沿うようにして前方へ移動する．このときの経路は切歯路であるが，上下顎切歯の接触の有無や垂直的・水平的被蓋の大きさによって影響を受ける．上下顎切歯が咬頭嵌合位で接触していない場合は，前方滑走運動は切歯が接触するところまで他の歯の接触によって規制される．
　犬歯や臼歯の被蓋は側方滑走運動を規制する（p.88 参照）．

(2) 対合関係と咬合接触　咬頭嵌合位で個々の歯がどの部分に対合あるいは嵌合するかは上下顎の歯列の位置関係でいろいろであるが，正常な歯列ではほぼ決まっている．
　歯列全体でみると，上下顎の歯は1対1あるいは1対2の関係を示し，下顎中切歯と上顎最後臼歯は対合歯と1対1となっているが，他はすべて1対2の関係である．臼歯列では上下顎歯列の一方の（支持）咬頭が対合歯列の陥凹部，つまり，窩や裂溝，あるいは辺縁隆線部などに嵌合する．しかし，実際に接触しているかどうかとなると，1対2の関係で接触する場合もあれば，そうでない場合も少なくない．つまり，歯列を側方からみると1歯が2歯と接触しているようにみえるが，実際には1歯が1歯だけと接触していることがある．歯列に多少の不正があると，まったく接触していないこともある．

上下顎臼歯の接触する部分は，咬耗が進んでいない場合には咬頭や裂溝であっても咬頭頂や裂溝の底部ではなく，それぞれの面にある細かい隆線部分で，点状に接触している．咬耗が進むと，この接触点は拡大して面状になり，さらには咬頭や窩，裂溝が大きな咬耗面でしめられるようになる．しかし，そうなっても咬頭嵌合位で実際に接触するのはその面全体ででではなく，そのなかのごく一部である．

　補綴の臨床でクラウンや人工歯に咬合接触をつくる場合には，理想的形態を目指して行われるのが普通である．理想的形態とは，支持咬頭が接触する部分を固有咬合面内におくことである．これは，咬合力の伝達方向を歯軸にできるだけ平行になるようにして，歯周組織の適正な力の負荷や義歯の安定を得るためであると同時に，辺縁隆線部で接触させると隣接部へ食片圧入のおそれがあるので，これをさけるためでもある．

咬頭嵌合位における咬合接触

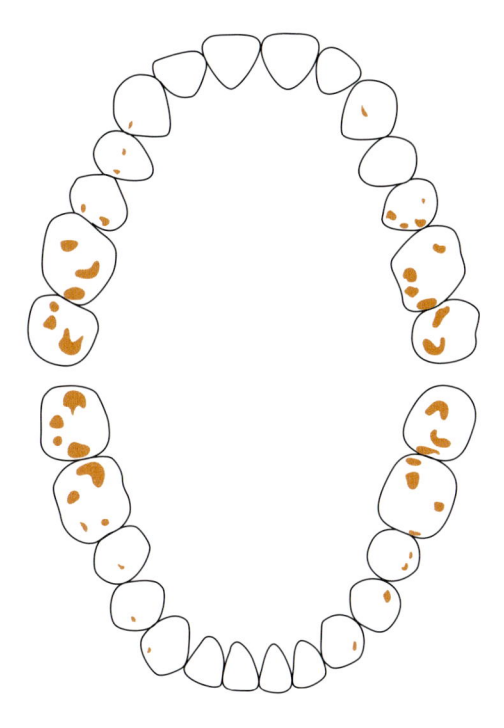

健全な若年者（20歳代）の咬合接触状態の例
●色の点は50μm以下の接触部位を示す

理想的な支持咬頭と嵌合部位

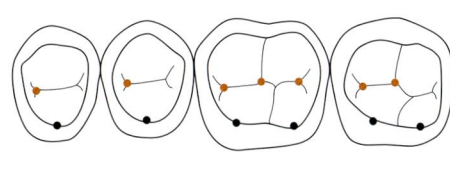

支持咬頭　● 上顎
　　　　　● 下顎

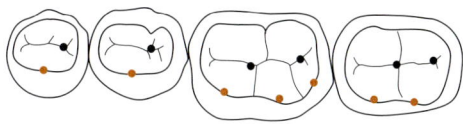

3. 偏心咬合位における咬合関係

　正常な咬合の場合，下顎を前方や側方に滑走運動させたとき，また，それぞれ偏心咬合位をとらせたとき，上下顎の歯列は被蓋関係によって接触する部位が異なる．

　前方滑走運動に関しては，すでに述べたように，下顎は大体，切歯の被蓋に規制された運動をし，そのとき他の歯は離開しているのが普通である．

　側方滑走運動については，下顎は作業側の犬歯や臼歯の被蓋に規制されて運動する．切歯部で記録したこの運動の経路は側方切歯路であるが，その傾斜は犬歯や臼歯の被蓋の程度，端的にいえば上顎歯の舌面あるいは頰側咬頭の内斜面の傾斜に関係する．つまり，犬歯の舌面，あるいは臼歯の頰側咬頭内斜面の緩急によって側方滑走運動の経路も緩くなったり急になったりする．この場合，犬歯，臼歯のなかで傾斜が最も急な部分が下顎の運動を規制する．通常，こうした歯による運動の規制は，規制ではなく，誘導あるいはガイドとよばれている．つまり，急な斜面の部分が誘導部になるということである．このことは前方滑走運動の場合も同じであるが，側方滑走運動では誘導部になりうる部分が多いので問題になるだけである．

　そこで，正常咬合を有する人でどの部分が誘導部になっているかをみると，犬歯だけで誘導されるタイプ，犬歯と小臼歯で誘導されるタイプ，犬歯から大臼歯までで誘導されるタイプなど，さまざまであることがわかる．これらを犬歯だけで誘導されるタイプと複数の歯で誘導されるタイプに分け，それぞれの咬合形態を犬歯誘導咬合またはカスピッドプロテクト咬合，グループファンクション咬合とよんでいる．

　これまで，側方滑走運動時には非作業側の歯は接触しないとされてきたが，実際には正常咬合であっても非作業側の歯が接触する人もいる．とくに，非作業側の後方にある大臼歯に接触する場合が多い．

　咬合接触のタイプとしては，この他に天然歯列ではみられないが，全部床義歯で用いられるものがある．側方滑走運動だけでなく前方滑走運動や偏心咬合位で大部分の歯が同時に接触するようなタイプである．これはフルバランス咬合とよばれ，義歯の安定を得るうえで好ましい咬合様式とされている．

　つまり，側方滑走運動や側方咬合位との関係で，咬合は犬歯誘導咬合，グループファンクション咬合，フルバランス咬合の3つの様式で表現される．

側方滑走運動と咬頭傾斜

側方滑走運動経路の傾斜の程度は誘導部の傾斜によって左右される

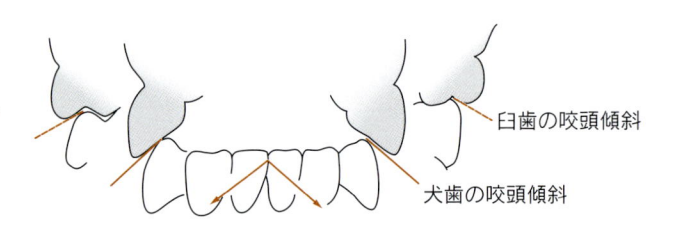

臼歯の咬頭傾斜

犬歯の咬頭傾斜

切歯部で記録された側方滑走運動の経路

側方咬合位の様式

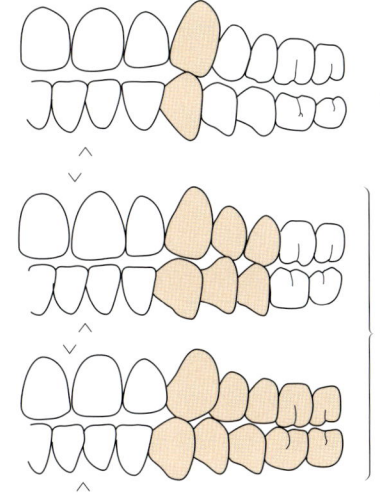

犬歯誘導咬合
作業側犬歯だけが誘導する

グループファンクション咬合
作業側の複数歯が誘導する

非作業側の咬合接触

左側方咬合位の場合

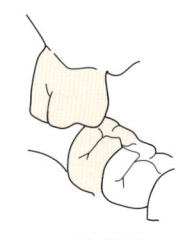

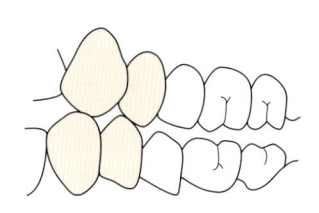

非作業側　　作業側

偏心咬合位における咬合接触

咬合様式	前方咬合位	側方咬合位	
		作業側	非作業側
犬歯誘導咬合	切歯 ときには犬歯も接触	犬歯のみ接触	後方の歯が接触 することがある
グループファンクション咬合		複数歯接触	
フルバランス咬合	複数歯が接触		

4. 義歯の咬合様式

　全部床義歯の咬合接触の与え方は，咬頭嵌合位では基本的に天然歯の場合と同じで，臼歯部人工歯は左右同時に咬合接触させるが，偏心咬合位では義歯の安定を得るためフルバランス咬合にする．人工歯の排列に当たって，さらに，両側性および片側性の咬合平衡が考慮されなければならない．
(1) **両側性咬合平衡**　空口時に側方咬合位では作業側，平衡側で咬合接触して義歯が安定する状態．
(2) **片側性咬合平衡**　食物が片側歯列（作業側）咬合面上にあって，その部分だけに咬合圧がかかっても義歯が転覆しない状態．

　なお，全部床義歯の場合，機能時の義歯の安定を得るため，これまでにさまざまな咬合面形態の人工歯や咬合接触の与え方が発表されている．その1つにリンガライズド・オクルージョンがある．これは義歯の安定を重視して，咬頭嵌合位では上顎臼歯の口蓋側咬頭（支持咬頭）だけが下顎臼歯の中央窩に接触して咬合位を支持し，頬側咬頭はまったく離開する咬合様式である．

両側性咬合平衡

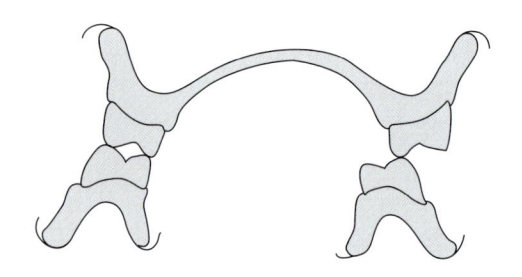

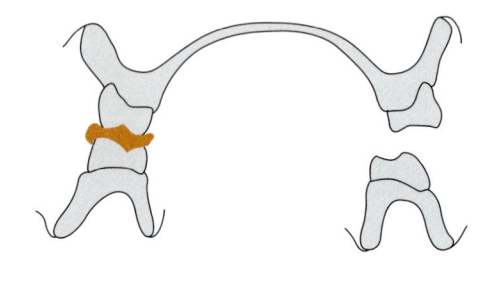

リンガライズド・オクルージョン

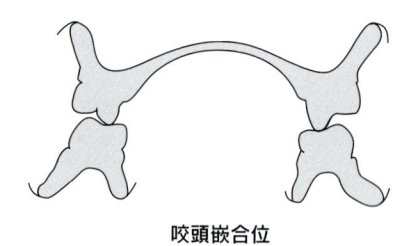

咬頭嵌合位

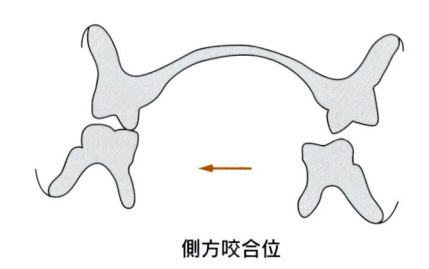

片側性咬合平衡

側方咬合位

5. 咬合小面

　上下顎歯列の舌面，切縁，咬合面には咬耗した面がみられる．これは咬耗面であるが，下顎の運動によってつくられた摩耗面であるとして咬合小面とよぶことがある．しかし，一般にいわれる咬合小面とは，舌面や咬合面を下顎運動に対応させて区分した面を指している．とくに，臼歯では支持咬頭は下顎の滑走運動に対応させて前方咬合小面，作業側側方咬合小面，非作業側（平衡側）側方咬合小面，後方咬合小面に区分される．

　これらの各咬合小面は，天然歯列では対応する下顎の滑走運動に際して上下が接触するわけではないが，接触するとしたらこの部分であることを示している．つまり，前方運動では前方咬合小面，側方運動では作業側，非作業側の側方咬合小面が接触する可能性があるということである．咬合面の形態学的な特徴はすでに述べたが（p.31 参照），これは咬合面を機能的にとらえたもので，咬合面の各部分を運動との関連で考える場合の基本として，咬合診断や咬合調整において役立つものである．

　かつて Gysi は，全部床義歯の人工歯の咬合面形態，とくに，咬頭について下顎の滑走運動に調和した形態を軸学説と咬合小面学説に基づいて発表した．前方滑走運動，側方滑走運動，後方滑走運動に対応するよう支持咬頭を前方咬合小面，後方咬合小面，平衡咬合小面からなる3面ピラミッドとし，その集合体として臼歯の咬合面形態を具体化した（Trubyte 人工歯）．この形態は現在の人工歯の咬合調整にもいかされている．

天然歯の咬合小面

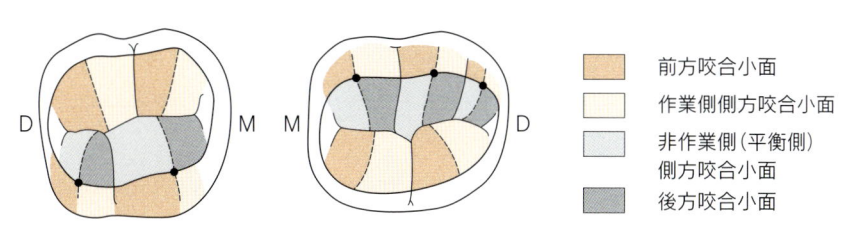

- 前方咬合小面
- 作業側側方咬合小面
- 非作業側（平衡側）側方咬合小面
- 後方咬合小面

支持咬頭は4面に区分される

Gysi の咬合小面

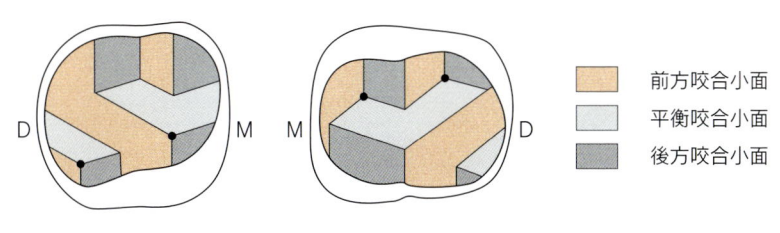

- 前方咬合小面
- 平衡咬合小面
- 後方咬合小面

支持咬合は3面に区分される

咬合器

咬合器は咬合位や下顎運動の一部を再現する装置で，咬合の診断や補綴装置などの製作に使われる．これは元来，全部床義歯を製作するために上下の模型を何らかの方法でヒトの顎と同じような関係で保ち，開閉できる装置が必要であったことから始まったと考えられる．その歴史は古く，咬合位や下顎運動の再現能力，あるいは使いやすさなどの点で，きわめて多くのものが考案されてきた．なお，再現という用語がよく使われるが，下顎の運動を模倣して表現するという意味である．

1. 咬合器の基本的な機構

咬合器は多くの種類が考案されているが，その大部分は基本的には上下顎の模型を蝶番で連結するような構造をとっている．そうした構造によって咬合器は，下顎を土台として，上顎を動かすことになる．ヒトの顎は上顎は固定されていて下顎が動くのに対して，咬合器は逆で，下顎が固定され，上顎が動く構造になっている．これまでの咬合器の歴史のなかで，ヒトの顎と同様に上顎を固定して下顎が動く構造のものも考案されたが普及しなかった．使いづらかったのであろう．

咬合器の大きさはさまざまであるが，Bonwill 三角に相当する左右の顆頭間距離，顆頭と切歯間の距離を 10〜11 cm 程度として，それに模型の装着や運動の再現に必要なさまざまな機構がつけられることによって異なっている．

咬合器で再現の対象になるのは，中心咬合位（咬頭嵌合位）や偏心咬合位，滑走運動など，咬合接触に関係する部分である．このなかで，中心咬合位だけを再現するのであれば構造は簡単で小型になるが，他の咬合位や運動を再現しようとすると複雑な構造で大型になる．これは，どの程度まで忠実に再現するかによって異なる．

多くの咬合器では中心咬合位とともに側方滑走運動の再現が対象にされている．側方滑走運動は咀嚼運動に深く関係しているので，側方滑走運動が再現できれば，その咬合器によって製作される補綴装置には咀嚼に適した咬合を付与できると考えられているからである．高度な再現能力をもった咬合器で製作され咬合調整された補綴装置は，口腔内に装着したとき修正が少なくてすみ，容易に咀嚼できるはずである．

最も単純な蝶番咬合器

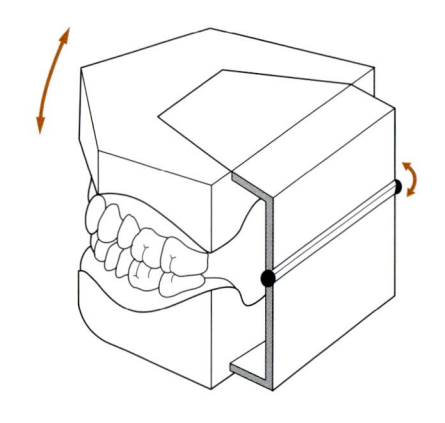

再現の範囲

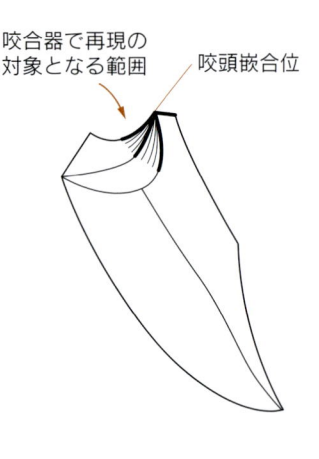

咬合器で再現の対象となる範囲

咬頭嵌合位

そうした中心咬合位以外の咬合位や運動を咬合器に再現させるには，必要な指導機構が咬合器についていて，それに患者の下顎運動や咬合位に関する運動要素が入力されなければならない．そのような運動要素とは，基本的には関節部の矢状顆路と側方顆路，切歯部の矢状切歯路で，咬合器の種類によっては側方切歯路や顆頭間距離が加えられる．これらを咬合器の指導機構に入力することで咬合器はそれに応じた運動と咬合位を再現することになる．ちなみに，生体でいう矢状顆路傾斜，矢状切歯路傾斜は咬合器の場合には矢状顆路角，矢状切歯路角ということが多い．

　関節部にヒトの顆路に相当する顆頭運動の指導機構をもった咬合器を顆路型咬合器という．現在，臨床で使われている咬合器の大部分はこのタイプである．非顆路型咬合器としては，歴史的な Monson, Hall の咬合器がある．

咬合器の調節機構

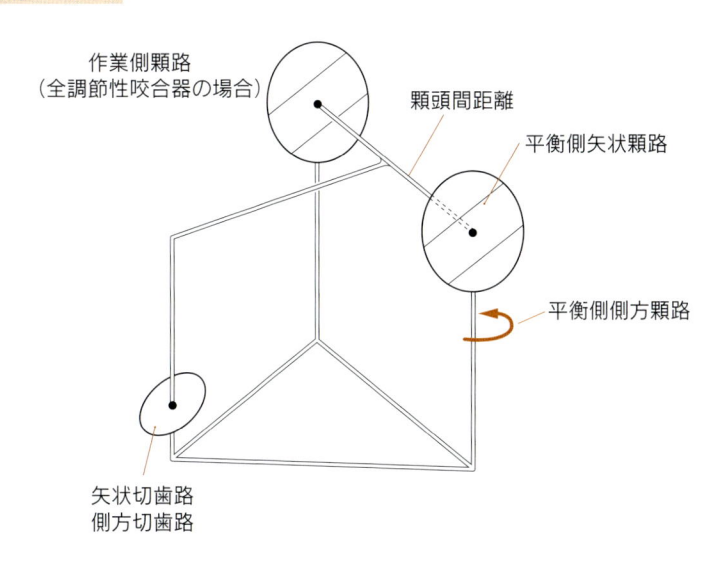

2. 咬合器の種類

　咬合器（顆路型）には多くの種類があり，その指導機構によって分類される．
(1) 調節性による分類　調節の程度によって次のように分類される．
■**蝶番咬合器（平線咬合器）**■開閉軸を中心に上顎部が開閉できる単純な構造で，咬合位だけが再現できる咬合器．
■**平均値咬合器**■矢状顆路角，側方顆路角，そして，顆頭に対する歯列の位置づけが生体における平均値に固定されている咬合器．
■**半調節性咬合器**■平衡側（非作業側）の顆路が可変で，矢状顆路角，側方顆路角が調節できる構造になっている咬合器．切歯路角や顆頭間距離が調節できるものもある．
■**全調節性咬合器**■平衡側顆路角，切歯路角，顆頭間距離の他，作業側顆路の方向も調節できる咬合器．咬合位や下顎運動がかなり忠実に再現できる．

平均値咬合器

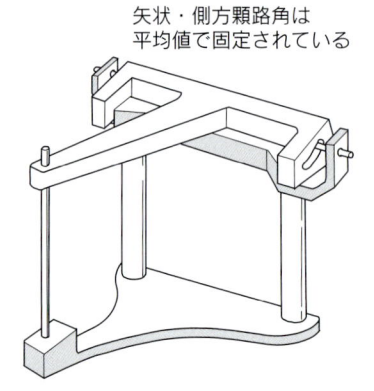

矢状・側方顆路角は平均値で固定されている

矢状切歯路角は固定されているものと調節できるものとがある

半調節性咬合器の調節

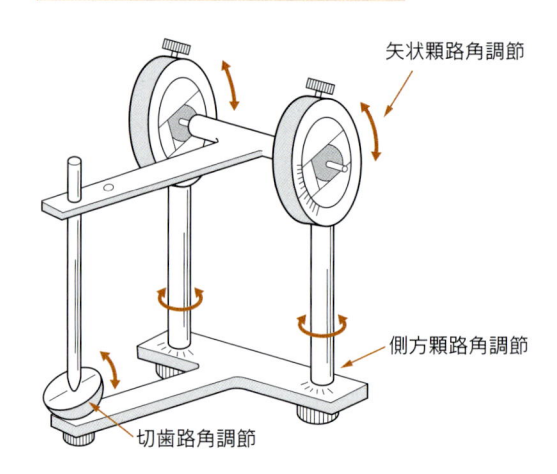

- 矢状顆路角調節
- 側方顆路角調節
- 切歯路角調節

全調節性咬合器の調節

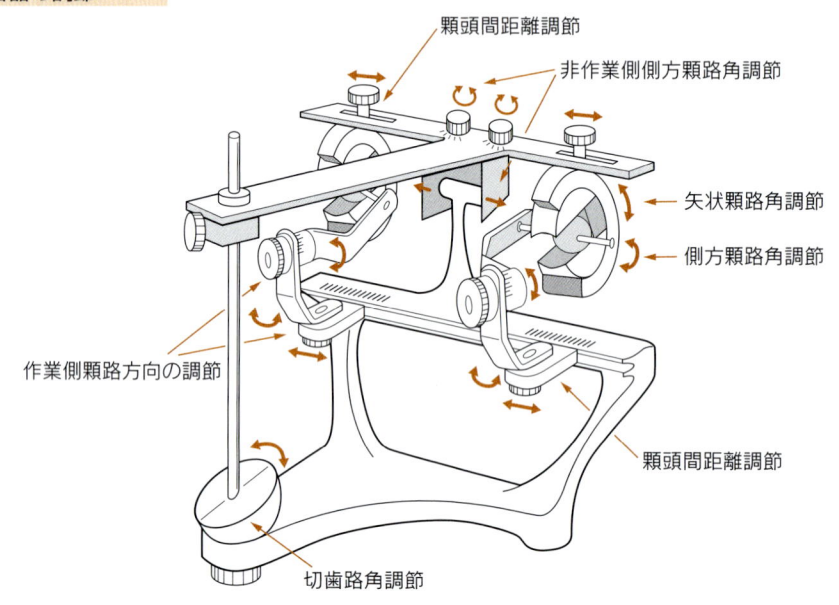

- 顆頭間距離調節
- 非作業側側方顆路角調節
- 矢状顆路角調節
- 側方顆路角調節
- 作業側顆路方向の調節
- 顆頭間距離調節
- 切歯路角調節

　ヒトの顆路は彎曲しているが，咬合器の顆路は多くが直線的である．調節性咬合器で顆路を合わせる場合には，生体の彎曲した顆路の一部に対する平均的な経路あるいは初めの経路に調節される．

　全調節性咬合器のなかには顆路が彎曲しているものや，さらにその彎曲を個人の顆路に調節できるようにしたものもある．

(2) 関節構造による分類 咬合器は関節部の構造，つまり，顆路と顆頭の関係や顆路の構造によっても分けられる．咬合器では，顆頭は球になっていて，関節部の運動機構をいう場合には顆頭球ともいう．

■**コンディラー型咬合器**■ヒトの顎関節とは逆に，顆頭運動指導機構である顆路が下顎部に，顆頭球が上顎部についている咬合器．

■**アルコン型咬合器**■ヒトの顎関節と同じに，顆路が上顎部に，顆頭球が下顎部についている咬合器．

両者は設置されている顆路と顆頭球の関係が逆になっているが，上下顎模型の運動について差違はない．

調節性咬合器の顆路の構造については，スロット型とボックス型がある．

■**スロット型**■溝状の顆路構造のなかを顆頭球が前後に移動するもの．

■**ボックス型**■箱型の顆路構造が顆頭球を上からおおうもの．

スロット型の顆路はコンディラー型咬合器，アルコン型咬合器の両方に用いられている．顆頭球が顆路の溝に挟まれていて外れないので，通常の作業時には咬合器の上顎部と下顎部とは関節部では分離できない．中心咬合位やその他の下顎位に対してもずれることが少なく，操作がしやすい．

スロット型顆路構造

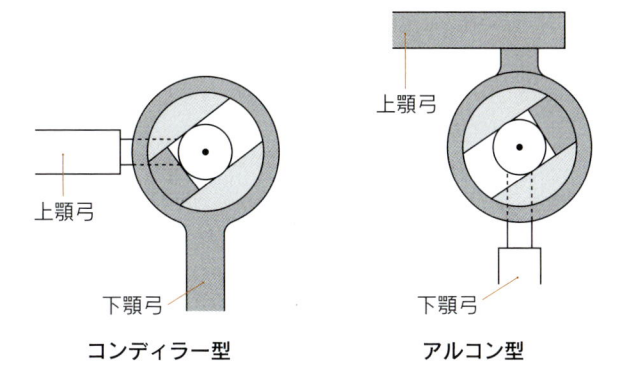

コンディラー型　　アルコン型

ボックス型顆路構造の咬合器

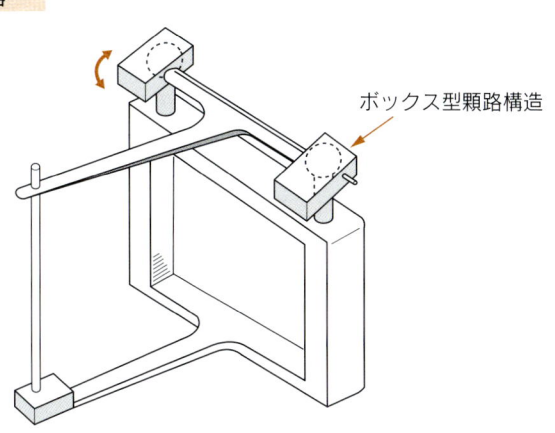

ボックス型顆路構造

一方，ボックス型は箱型の顆路構造が顆頭球の上に乗っているだけなので簡単に取り外せる．アルコン型咬合器にしか適用できない構造である．中心咬合位が安定しにくく，操作時に浮き上がることがあり，また，後に述べるチェックバイト法（p. 100 参照）で調節するのがむずかしい．

　両者の顆路の調節機構についてみると，スロット型では，溝状の顆路が矢状的に回転できる円板に設けられていて，これを調節することで平衡側の矢状顆路角が決められる．円板部分は水平的にも回転できるので，その調節によって側方顆路角が与えられる．半調節性咬合器では作業側の調節機構はない．全調節性咬合器になると両方の顆頭球を連結していた顆頭間軸がなくなり，左右の顆頭球は自由に動けるようになる．平衡側の顆路は半調節性咬合器と同様であるが，咬合器によっては構造上，側方顆路角は別の指導機構で与えられるものもある．作業側では顆頭球の軸方向が調節できるようになっていて，これによって作業側顆路の方向が与えられる．

　ボックス型では，箱型顆路構造の天井と内側壁が，下顎部についている顆頭球に対して，それぞれ平衡側の矢状顆路，側方顆路を規定している．箱を前後に傾けると，その天井部分も傾斜して矢状顆路角が，また，内側壁を内側に開くことによって側方顆路角が与えられる．半調節性咬合器では作業側の調節機構はなく，顆頭球は顆路構造の後壁に沿って移動するだけである．しかし，全調節性咬合器になると，

ボックス型顆路構造

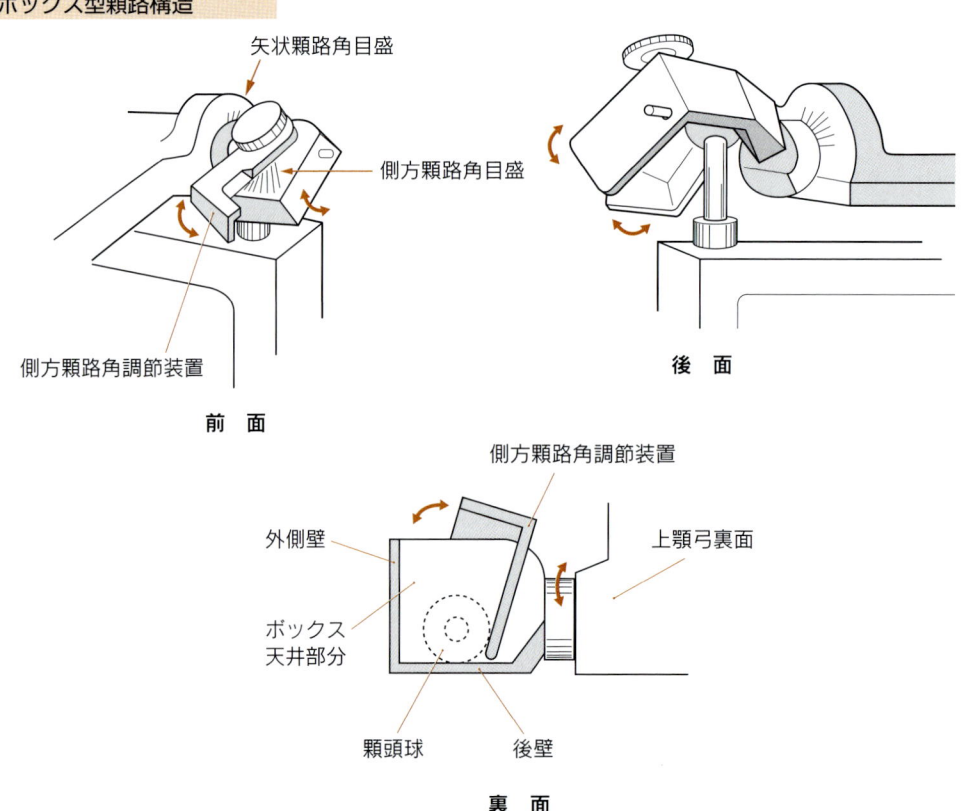

後壁が調節できるようになっていて，作業側の顆頭球の移動方向が変えられる．

　ボックス型の咬合器のなかで特殊なものとして，固定されたボックス内のレジンに運動記録をして，それを顆路とする咬合器がある．つまり，ボックス内に未重合レジンを塡入し，チューイン法による前方運動や側方運動などの下顎運動記録に合わせて咬合器を動かして顆頭球でレジンに運動を転写する．レジンが硬化すると顆路ができるというものである．

　なお，チューイン法とは，口腔内で記録針によってワックスやモデリングコンパウンドなどの記録板に下顎運動を彫り込んで記録する方法である．

(3) 切歯指導機構　これは切歯指導板と指導釘からなり，咬合高径や中心咬合位（咬頭嵌合位）の確保，前方運動や側方運動の誘導を支えるために設けられた機構である．指導板は矢状方向の傾斜によって矢状切歯路角を与えることができ，平均値咬合器では固定されているものもあるが，調節性咬合器ではすべて任意の角度に調節できる．また，指導板は Gysi の Trubyte 咬合器のように側方切歯路角の調節機構がついているものや，前方運動，側方運動に対応して矢状要素が変えられるように一平面ではなく左右の側方ウィングが上下できるもの，さらにはプラスチック製で形を自由に調製できるものもある．

　切歯指導板の調節は，有歯顎で前方運動や側方運動が前歯部で正常に誘導されている場合には，それに合わせて指導釘が指導板に常に接するように指導板の傾斜を調節する．無歯顎や有歯顎でも前歯の誘導がない場合には，前歯部に外観，機能の面で適切な形態をワックスパターンや人工歯で仮に与えてから，それに合わせて同様に調節する．

切歯指導機構

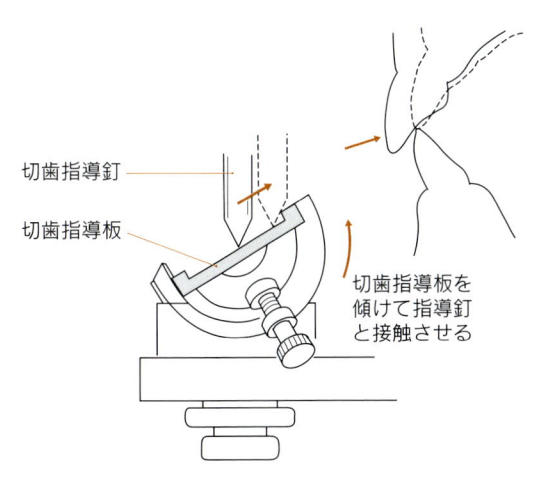

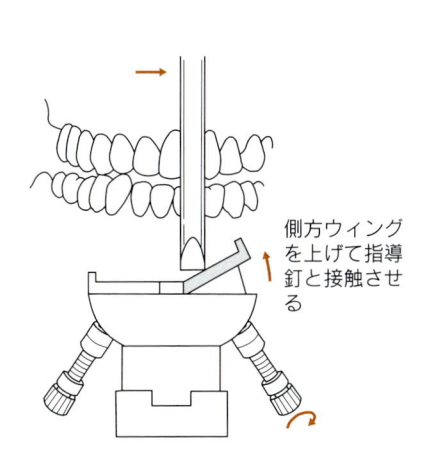

前方咬合位の場合　　　　　　　　右側方咬合位の場合

切歯指導釘
切歯指導板
切歯指導板を傾けて指導釘と接触させる
側方ウィングを上げて指導釘と接触させる

咬合器　　97

3. 模型の咬合器装着

　中心咬合位だけを再現したい場合には，蝶番咬合器や平均値咬合器に上下の模型を咬合させて適当な位置で装着する．平均値咬合器では通常，咬合平面板を使って，まず上顎模型を平均的な位置で咬合器上顎部に固定し，ついで，下顎模型をこれに咬合させて咬合器下顎部に固定する．

　しかし，模型の歯列に生体に近似した運動を行わせたい場合には，まず模型を，顎関節に対して生体と同じ位置関係になるように，顔弓（フェイスボウ）を使って調節性咬合器に装着する必要がある．

(1) 顔　　弓　頭部に対する上顎歯列の位置関係を採得して，その位置関係で模型を咬合器に移す（トランスファー）ための器具．

　一般的な使用方法は，患者の上顎歯列にバイトフォークを介して顔弓を固定し，

顔弓の設定

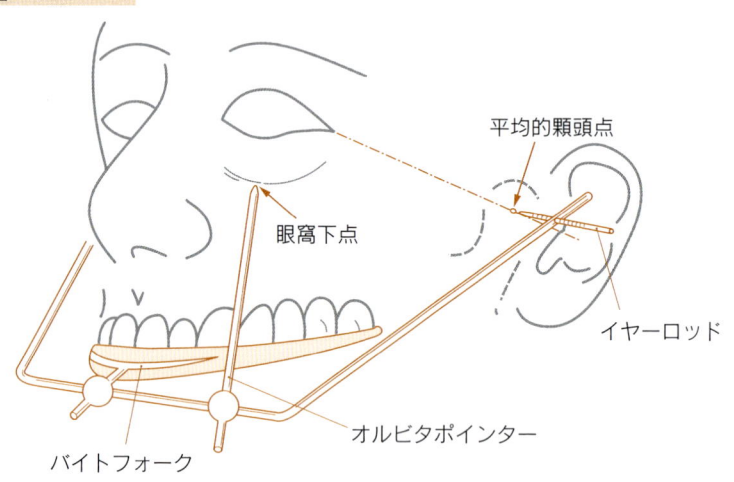

- 平均的顆頭点
- 眼窩下点
- イヤーロッド
- バイトフォーク
- オルビタポインター

トランスファー

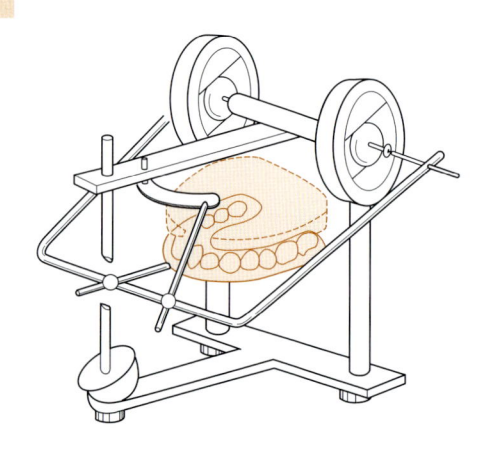

左右の平均的顆頭点（外眼角と耳珠を結んだ線上で耳珠の前方 13 mm の点）に顔弓両端のイヤーロッドを合わせ，片方の眼窩下点に顔弓のオルビタポインター尖端を合わせて固定する．これによって平均的顆頭点と眼窩下点できめられた平面に対する歯列の位置が顔弓にうつし取られたことになる．ついで，顔弓のイヤーロッドを咬合器の顆頭間軸上に合わせ，オルビタポインター尖端を咬合器の対応する部，あるいは上顎部上面に合わせる．この状態で上顎模型をバイトフォークに適合し，これを咬合器の上顎部に石膏で固定する．下顎模型は中心咬合位のチェックバイトを介して咬合器の下顎部に石膏で固定する（p. 101 参照）．

(2) **ヒンジボウ**　下顎の蝶番運動の中心となる蝶番軸(ヒンジアキシス)を求めるための顔弓．咬合器で生体の蝶番運動や終末蝶番位を再現する目的で用いられる．

　その方法は，平均的顆頭点ではなく，蝶番軸点をこの顔弓で求める．それに合わせて顔弓の場合と同様な手順で上顎模型を咬合器に固定する．下顎模型は蝶番運動終末位，つまり，後方咬合位(中心位)で採得したチェックバイトを使って咬合器に固定する．

(3) **パントグラフ**　下顎の滑走運動，とくに，側方滑走運動を正確に咬合器にうつすため，上顎用，下顎用 2 つの顔弓によって左右の顎関節部で矢状的，水平的に，口角部では水平的に下顎運動を記録する装置．

　中心咬合位や前方，側方の滑走運動路を描記して，これを全調節性咬合器にうつし，それぞれの描記路に合うように咬合器の指導機構を調節する．これによって，咬合器で滑走運動が再現される．

　パントグラフで側方運動を描記すると，関節部の水平面には平衡側の顆路が側方顆路として描かれる．この経路は実際の顆頭運動とは逆に後外方に描かれる．これについては，初めから直線的である場合と，初めに側方に移動し彎曲したのちに直線的に後外方へ動くように描かれる場合とがある．後者で初期に側方へ移動する部

> **パントグラフ**

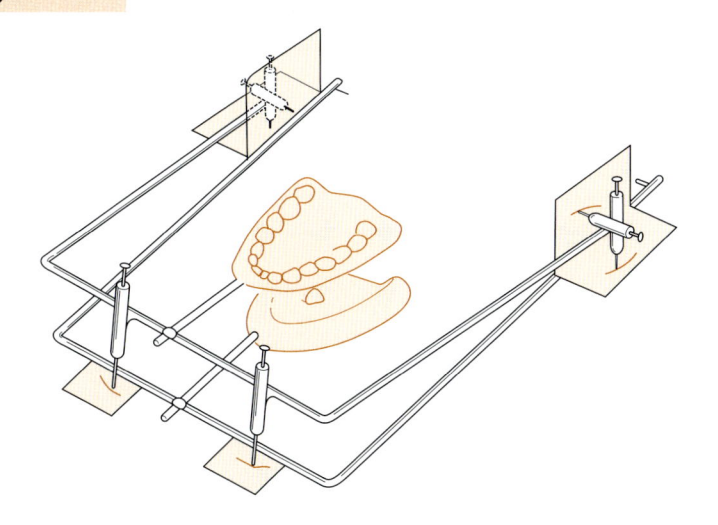

パントグラフによる滑走運動の描記

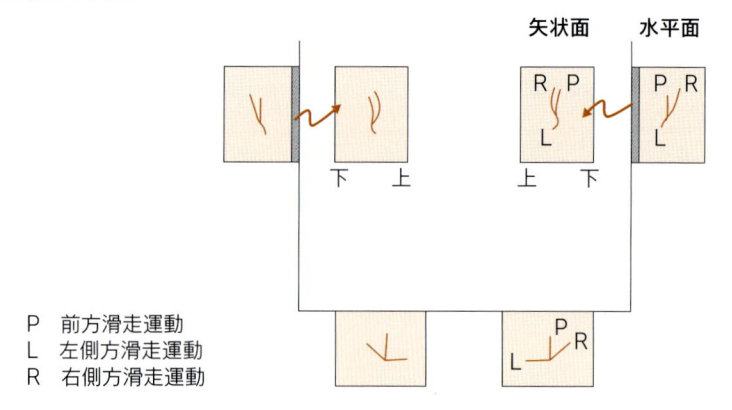

矢状面　水平面

P　前方滑走運動
L　左側方滑走運動
R　右側方滑走運動

パントグラフ上の側方顆路

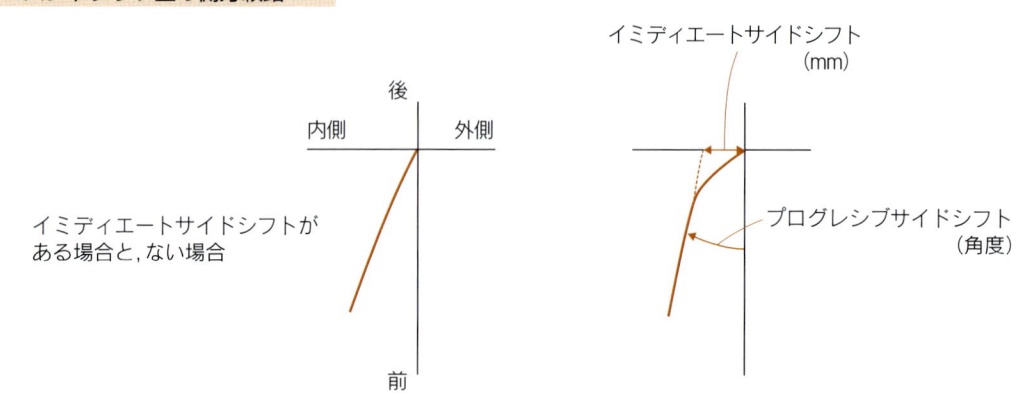

イミディエートサイドシフトがある場合と，ない場合

イミディエートサイドシフト（mm）

プログレシブサイドシフト（角度）

分はイミディエートサイドシフト，直線部分はプログレシブサイドシフトとよばれる．

(4) スプリットキャスト　咬合器に対して簡単に，しかも正確に着脱できるように，模型底面と基底部とがクサビ状の割型によって分割できるようにした模型．チェックバイト法による咬合器の顆路の調節や，義歯の重合後に咬合調整するため咬合器に模型を再装着（リマウント）するのに用いられる．

(5) チェックバイト法　上下顎やその歯列の位置関係をワックスや印象材などに記録（採得）したものを一般にチェックバイトという．たとえば，中心咬合位や前方咬合位でかませたワックスのチェックバイトや上下顎間に注入して記録した印象材のチェックバイトなどがある．
　チェックバイト法とは，中心咬合位，前方咬合位，側方咬合位などのチェックバイトを用いて調節性咬合器の顆路を調節し，それらの咬合位を再現させる方法をいう．パントグラフが下顎運動を記録するのに対して，チェックバイトは下顎位を記録する方法であるので，咬合器では運動ではなく，チェックバイトで記録した下顎位だけが再現される点に注意する必要がある．

スプリットキャスト

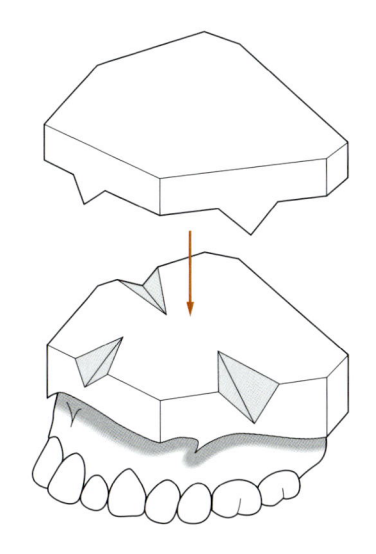

　中心咬合位のチェックバイトは，下顎模型を咬合器下顎部に固定するのに使用する．あらかじめ顔弓を用いて咬合器上顎部に固定した上顎模型に，このチェックバイトを介して下顎模型を適合し，それを咬合器下顎部に石膏で固定する．

　前方咬合位や側方咬合位のチェックバイトは咬合器の顆路を調節するのに使用する．原理的には，顆路の調節機構を自由にしてから各チェックバイトを上下の模型間に介在させ，矢状顆路角や側方顆路角を変化させてチェックバイトが最もよく適合するような角度を探す．最適の角度が得られたら顆路調節機構を固定する．これによって，咬合器は各チェックバイトの咬合位が再現できることになる．

　この場合，上顎模型をスプリットキャストにして，チェックバイトを上下顎あるいは上下顎歯列にしっかり適合して固定すると，顆路の調節をチェックバイトと歯列との適合状態でみていたのがスプリットの隙間量でみることができるため，より明確になる．この間隙量が最小になるところで顆路の角度が決められる．

4. チェックバイトによる半調節性咬合器の調節

(1) **前 準 備**　咬合器関節部の顆頭球を中心の位置に固定し，矢状顆路角，側方顆路角は咬合器指定の値に合わせておく．切歯指導釘は切歯指導板から離しておく．

(2) **上下顎模型の咬合器付着**
　① スプリットキャストでつくられた上顎模型を顔弓により咬合器上顎部に石膏で固定する．
　② 中心咬合位でチェックバイトを採得する（図 a）．
　③ 下顎模型を中心咬合位のチェックバイトを介して上顎模型に適合させたのち，咬合器の下顎部に石膏で固定する（図 b）．

(3) 矢状顆路角の決定
① 前方咬合位でチェックバイトを採得する（図c）．
② 上顎模型を基底部から外して，前方咬合位のチェックバイトを上下の歯列によく適合させる．
③ 咬合器の上顎部を閉じると，上顎模型とその基底部との間に隙間ができる（図d）．

チェックバイトによる半調節性咬合器の調節

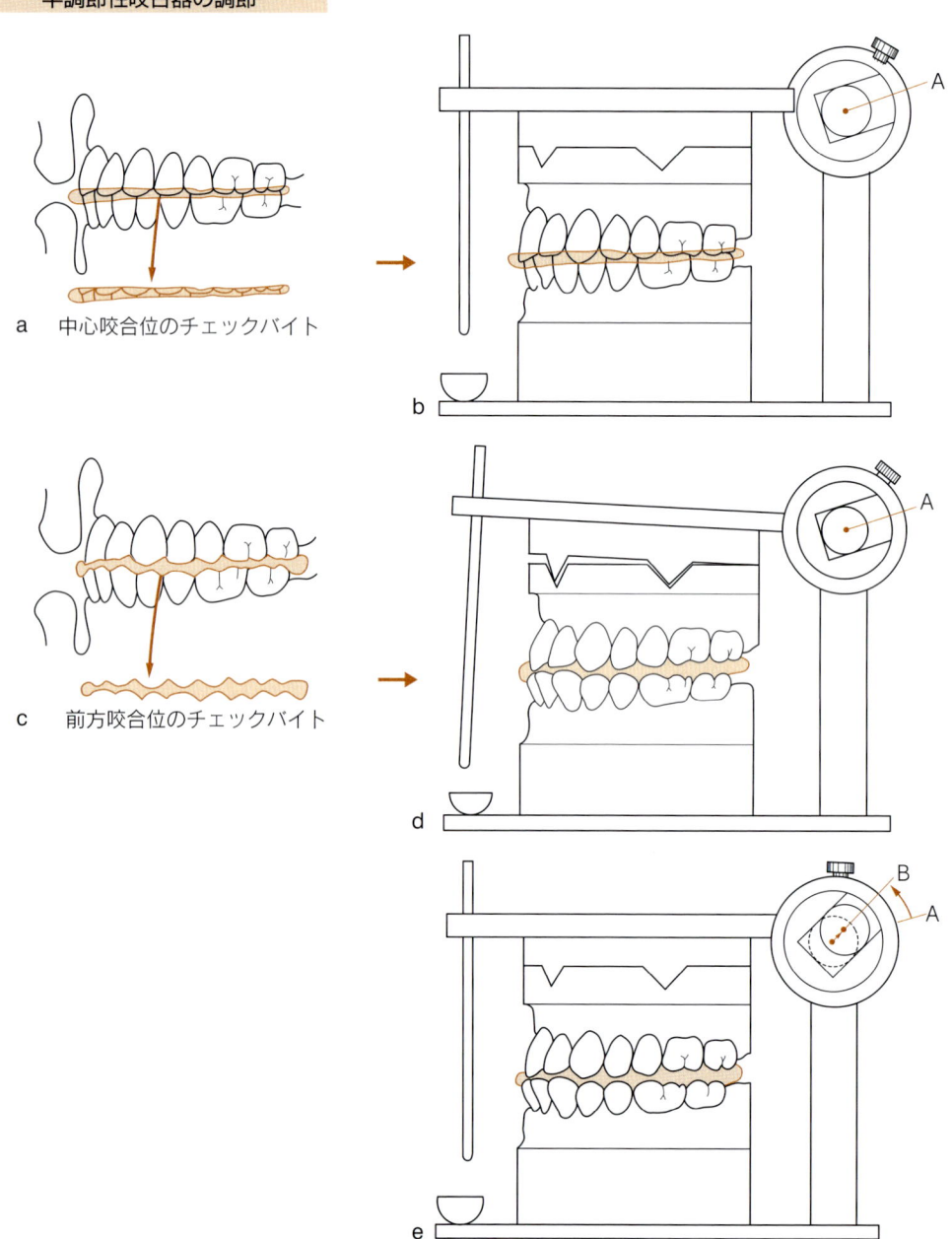

a　中心咬合位のチェックバイト

b

c　前方咬合位のチェックバイト

d

e

④ 関節部の調節機構をゆるめ，顆頭球が自由に動けるようにしたのち，矢状顆路の傾きをいろいろ変えて，上顎のスプリットキャストの隙間が最も少なくなる位置で固定する．これで矢状顆路角が決まることになる（図 e）．

(4) 側方顆路角の決定

① 左右の側方咬合位のチェックバイトを採得する．
② 先と同様の手順で，いずれかを咬合器上の模型に適合し，右側のチェックバイトであれば左側の矢状顆路と側方顆路，また，左側のチェックバイトであれば右側の矢状顆路と側方顆路の角度を調節して，スプリットキャストの隙間が最小になるところで固定する．

　このようにすると，矢状顆路角が先に前方咬合位のチェックバイトで決めたものと異なることが少なくない．これは，前方運動の矢状顆路と側方運動の非作業側顆路の矢状面投影経路との違いによるもので，両者の角度差を Fischer 角とよんでいる．

　半調節性咬合器の場合，両者を同時に再現することはできないので，この角度差が小さい場合は側方運動のチェックバイトだけで矢状顆路角，側方顆路角をきめる．しかし，角度差が大きい場合には咬合器で再現させる咬合位が前方咬合位か側方咬合位かで，それぞれ別個に調整しなければならない．

③ 側方顆路角を矢状顆路角から Hanau の公式によって求める方法がある．つまり，前方咬合位のチェックバイトで左右の矢状顆路角が得られたら，$L=H/8+12$（L：側方顆路角，H：矢状顆路角）により各側方顆路角を算出して，その値に咬合器の側方顆路目盛りを合わせる．これは臨床ではよく用いられるが，便宜的な方法である．

5. 咬合器の調節性

　やや専門的になるが，咬合器の調節性について理解を深めるため，顆頭間距離と作業側顆路の可変の効果について概説する．

　半調節性コンディラー型咬合器（スロット型）の顆頭球の運動をみると，側方運動時には平衡側では顆頭球は顆路に沿って後上方へ移動する（図 B→B'）．このとき作業側の顆頭球はもとの位置に留まっているが，顆頭間軸はその顆頭球から引き抜かれる．顆頭球の中心にあった顆頭点（実はこれが生体の顆頭の中心であるが）は軸上を内方に移動する（W→W'）．この作業側顆頭点の移動方向は決まっているので（W→B' 上），一人ひとりの作業側顆頭の動きとは必ずしも一致しない．つまり，その分だけ合わないことになる．

　半調節性咬合器のなかには顆頭間距離が変えられるような構造の咬合器がある．平衡側の顆路は同じであっても（図 B→B'），作業側の顆路構造を移動させて顆頭間距離を変えると（W→W_1），側方運動をさせたとき顆頭間軸の引き抜かれる方向が変わり（WW'→W_1W_1'），生体の顆頭の中心である顆頭点（W）も以前の位置から異なった位置に変わる（W'→W_1'）．つまり，顆頭間距離を変えることで作業側顆頭点の運動方向が変えられ，調節性がある程度広がることになる．しかし，これ

だけでは一人ひとりの作業側顆頭の動きにはとても対応できない．そこで，左右の顆頭間軸を分離して，平衡側の顆路構造から独立した作業側の顆路構造を考える必要がでてくる．

　全調節性咬合器では顆頭間軸を分離して，作業側の顆路構造は顆頭球から引き抜かれる軸方向を自由に調節できるようにしている．これによって作業側顆頭点の位置もかなりの程度変えられるので，一人ひとりの作業側顆頭の動きに合わせることができ，側方運動を忠実に再現できるようになっている．顆路構造がボックス型咬合器の場合も同様である．

顆頭間距離可変の効果

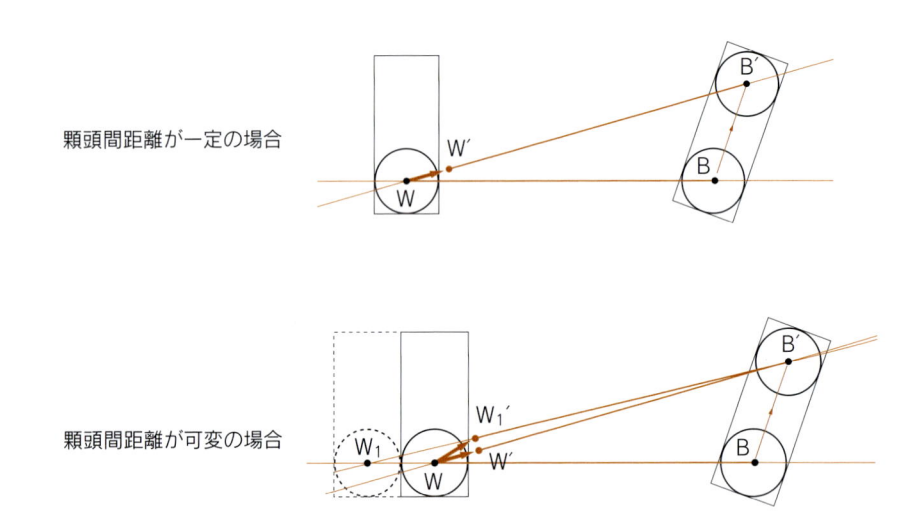

顆頭間距離が一定の場合

顆頭間距離が可変の場合

5 顎口腔系の形態と機能の変化

　加齢とともに顎口腔系の形態，機能は変化する．これには生体の老化と全身的あるいは局所的な病気がかかわっている．

　生体の老化はかなり早い時期から徐々に進行する．筋の活性の低下は20歳代からすでに始まり，50歳を過ぎると細胞の代謝や組織の反応，適応性などが衰えてくるといわれている．こうした老化による変化は顎口腔系にも起こるが，それによる目立った問題はあまり起きていない．むしろ，齲蝕や歯周病などの局所的な病的原因による顎口腔系の破壊的変化が大きな問題になっている．しかし，その病的原因の背景には，老化とそれに伴って増加する糖尿病や肝疾患などの全身的な病気が関係している．

　わが国は，4人に1人が65歳以上という超高齢社会に突入し，この高齢化の傾向はしばらくは進むものとみられている．それと同時に糖尿病，高血圧，肥満といった生活習慣病の進行も止まらないようである．こうした状況下では顎口腔系の状態も悪化の一途をたどることになりかねない．

　本章では，顎口腔系の老化による変化，病的原因による変化と，それにつづく病態をとりあげることにする．

老化による顎口腔系の変化

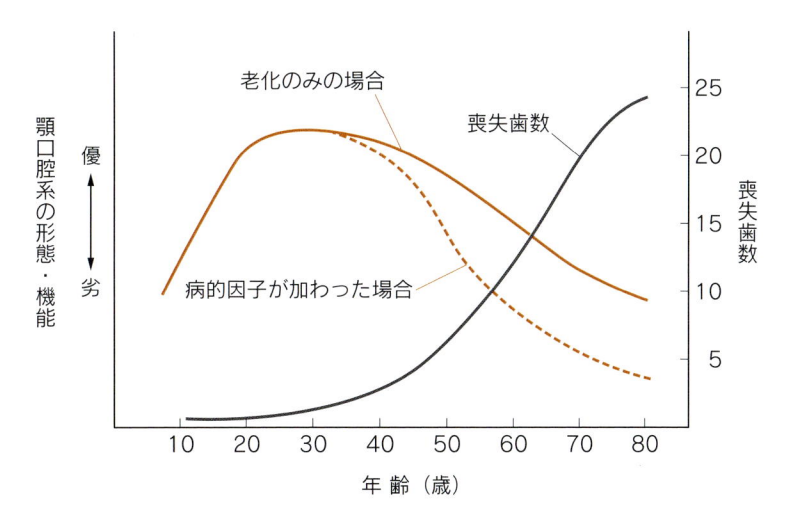

老化による顎口腔系の変化は局所的，全身的な病的因子が加わると急速に進行する

老化による顎口腔系の変化

老化に伴って生体は変化していくが，顎口腔系も徐々に変化する．

1. 形態的な変化

(1) 顔　　貌　老化による顔の変化として老人性顔貌といういい方がある．これは鼻唇溝が深くなり際だってみえる，オトガイ部が突出してみえるなどの顔の外観を指している．しかし，このような外観は，とくに無歯顎状態の場合に起こるもので，有歯顎で，とくに，咬合支持のある高齢者には当たらない．

(2) 顎　　骨　歯槽骨縁の退縮や骨構造の変化が起こる．骨の吸収とともに骨梁が細くなったり減少したりする．欠損部顎堤は骨吸収によって徐々に低くなるが，同時に上顎では唇側や頰側，下顎では舌側で骨の変化が大きく起こるため，顎堤の大きさは上顎のほうが下顎よりも相対的に小さくなる傾向がある．

顎関節では下顎窩が浅くなり，下顎頭は平坦化する．関節円板は硝子化する．

骨吸収による顎堤の変化

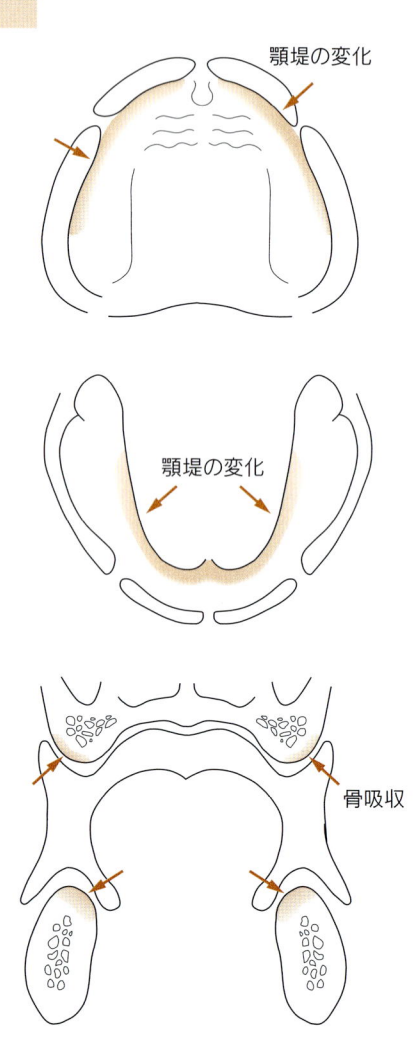

顎堤の変化

顎堤の変化

骨吸収は上顎では頰側，下顎では舌側が著しい

骨吸収

(3) 顎　　筋　筋線維が細くなり，筋全体の断面積が縮小する．
(4) 歯　咬耗や摩耗が進む．咬耗によって咬合面は拡大し，歯冠高径が減少する．また，咬耗によって咬合位が変化することもある．

　歯頸部には著しいクサビ状欠損がよくみられる．歯冠隣接面の摩耗が進むと歯の移動が起こり，著しい場合には歯列全体の長さが短縮するようになる．

　高齢になると，歯は透明感がなくなり，黄色みを帯びて表面の光沢がなくなる．エナメル質表面に亀裂が生じる．

　組織的変化としては，第二象牙質の形成による象牙質硬化，セメント質の添加肥厚，歯髄腔の狭小化，歯髄の退行変化などがみられる．

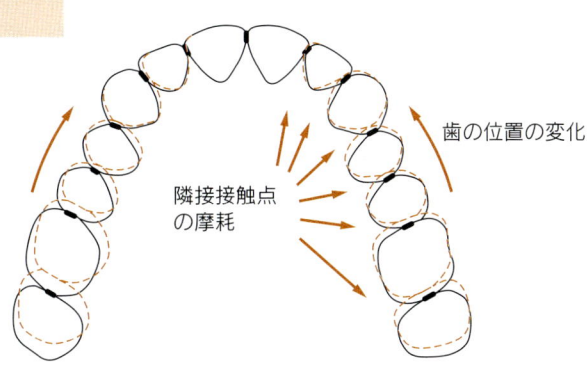

隣接接触点の摩耗による歯列弓の変化

歯の位置の変化
隣接接触点の摩耗

(5) 歯周組織　歯根膜腔の狭小化，歯根膜線維の減少，ときには線維の硝子化，石灰化，退行変化，断裂などがみられることがある．一般に血液循環が低下する．

　歯肉には退縮がよくみられる．歯頸部，歯間部歯肉が退縮して歯頸部の露出や鼓形空隙の拡大が起こる．これは辺縁性歯周炎が加わると著しくなる．

2. 機能的な変化

(1) 筋 機 能　筋活性が減少し，筋力も低下する．筋の協調性が低下する．
(2) 唾液分泌　唾液腺機能の低下により唾液の分泌が減少することがある．
(3) 咀嚼機能　歯の欠損や歯周組織の機能低下とともに，筋力や筋の協調性の劣化により咀嚼機能は低下する．
(4) 嚥下機能　筋の協調性が劣化し，唾液の分泌も悪くなると，食塊形成がむずかしくなり，さらに，反射が鈍くなるので，嚥下動作がしにくくなる．
(5) 味　　覚　老化により味蕾が退行変化するため，機能する味蕾数が減少する．それに加えて唾液の分泌量が減少したりすると，味覚能力は急激に減退する．

高齢者の特徴と補綴診療における問題

　高齢者では一般に全身的な機能が低下し，口腔環境も若年者とは異なってくるため，補綴診療にとって不利な条件が増えてくる．しかし，ひとくちに高齢者といってもその年齢の幅はかなり大きく，また，同じ年齢でも身体的，精神的な面で個人差が大きいことも念頭において対応すべきである．ここにあげる高齢者の特徴は，老化がある程度進んだ典型的な場合である．

1. 臨床的な特徴

(1) **齲蝕と歯周病**　老年になるにつれて齲蝕や歯周病の罹患率が高くなる．高齢者の齲蝕の特徴は隣接面と歯頸部に多くみられる点である．若年者では齲蝕は咬合面に多くみられるが，高齢者では隣接接触点のゆるみ，歯肉の退縮により食片圧入が起こりやすく，また，歯肉退縮によって歯頸部が露出するため，これらの部位に齲蝕が生じやすくなる．

　歯周病は，唾液分泌の減少により自浄作用が行き届かなくなり，露出した歯根表面に歯垢が沈着することで進行する．

　部分床義歯装着者の場合，義歯床に隣接する歯の隣接面やクラスプ下部の歯面に齲蝕がよくみられ，義歯床に接する辺縁歯肉には歯周炎が生じやすい．

高齢者の顎口腔に起こりうる変化

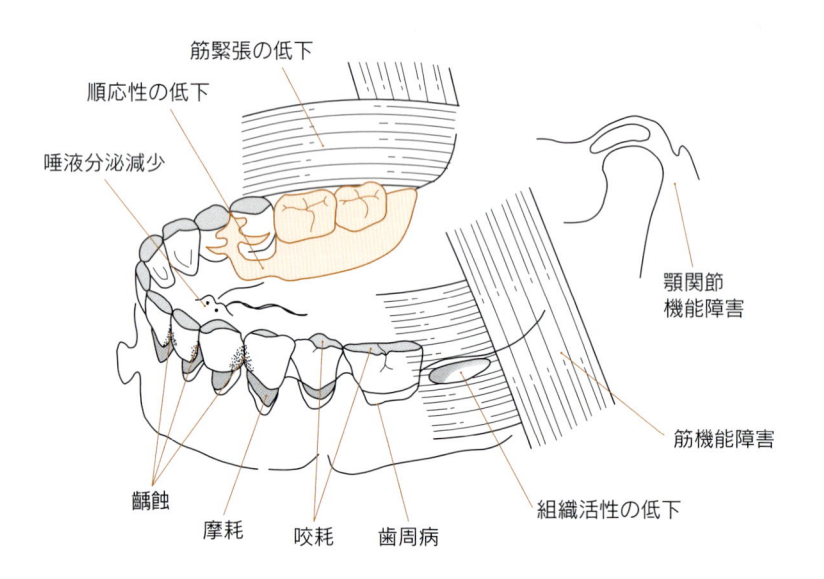

- 筋緊張の低下
- 順応性の低下
- 唾液分泌減少
- 顎関節機能障害
- 筋機能障害
- 組織活性の低下
- 齲蝕
- 摩耗
- 咬耗
- 歯周病

(2) **咬耗と摩耗**　咬耗や摩耗は一般に徐々に進行する．それに対して第二象牙質の形成で歯髄は保護されるが，著しい咬耗や摩耗によって歯髄症状が生じることがある．

　咬耗によって咬合面が拡大すると，歯周組織に負担過重の徴候がみられるようになる．また，咬頭嵌合位が変位したり不明確になったりして，下顎が変位すること

がある．
(3) **顎関節の動き**　顎関節の加齢変化によって，関節の機能障害が起こりやすい．雑音の発生，下顎頭の位置の不安定，円滑さを欠いた運動などがみられることがある．下顎頭の不安定は正しい咬合採得を困難にする．
(4) **顎筋の機能**　高齢になると筋の緊張度が低下する．口腔周囲の筋の緊張は義歯の維持に欠かせないので，緊張度が低下すると咀嚼時に義歯は不安定になる．また，舌の機能が衰えるため食塊形成が円滑に行われなくなり，嚥下にも支障がでてくる．
(5) **顎堤の変化**　無歯顎者では顎骨の吸収変化により，上顎が下顎よりも小さくなる傾向がある．これは義歯の咬合関係の付与をむずかしくする．
(6) **顎粘膜の菲薄化**　粘膜下組織が減少，とくに脂肪組織が少なくなるため粘膜が薄くなる．義歯の維持や安定が悪くなる．
(7) **唾液の分泌**　唾液の分泌が少なくなることがある．口腔の乾燥により会話がしにくくなる，咀嚼や嚥下が困難になる，自浄性が悪くなり歯垢が沈着しやすくなる，義歯の維持が悪くなるなどの障害がでてくる．
(8) **組織活性**　組織の回復力が低下するため，抜歯窩などの創傷の治癒が遅い．義歯により潰瘍ができやすく，治りにくい．
(9) **順応性**　生体全体が順応性に乏しくなる．補綴装置などにも慣れにくい．

2．全身的基礎疾患

　印象採得や歯の切削は日常的に行われるが，患者にとってはストレスを生じさせる診療行為である．
　高齢者では循環器に障害のあることが多く，高血圧症や心筋梗塞，狭心症などの既往がある患者ではそうした日常的な診療行為にも注意が必要になる．とくに，歯の切削に際して行われる局所麻酔には十分注意する．甲状腺機能障害，脳下垂体機能低下，喘息などの既往のある患者や副腎皮質ステロイド使用の患者ではショックを引き起こしやすいので慎重に対応する．

3．精神的・身体的・社会的特徴

(1) **知能の鈍化**　判断力，理解力，記憶力が衰える．物忘れが起こる．
(2) **情緒不安定**　気分の変動が激しい．
(3) **身体的な衰え**　耳が遠くなる，運動が鈍くなる，歩行が困難になる，体調が急変しやすい．
(4) **社交性の低下**　孤独，排他的，自己中心的になりやすい．

　一般に高齢者では若年者と異なるところが多いので，診療に当たっては十分なコミュニケーションをとること，時間をかけてわかりやすく説明することが必要になる．また，診療椅子の上り下り，洗口などすべての動作が遅いことに配慮する．

歯の欠損に伴う顎口腔系の変化

歯の欠損は外傷や腫瘍が原因のこともあるが，ほとんどが齲蝕，歯周病に起因する．

歯の欠損は，歯だけでなく，それを支えていた歯周組織や，それに含まれる神経終末をも失なうことから，顎口腔系にさまざまな影響をもたらす．それらは欠損が起きた直後から起こるが，欠損を放置した場合にはその期間や口腔環境，身体的条件などによって広範囲に及び，ときには対応が困難になることさえある．そのような影響は形態的，機能的な障害として現れるもので，次のように分けて考えられる．

1. 一次性障害

これは歯の欠損直後から起こる不具合で，咀嚼障害，発音障害，感覚障害，外観不良である．

前歯，臼歯をとわず，1本でも歯がなくなると当座は咀嚼や発音に不自由を感じる．前歯では食物をかみ切れなくなり，発音は息が漏れて以前のようにはできない，唾が飛ぶなどの不快な状態が生じる．臼歯では咀嚼が不自由になる．これまで対合していた歯がなくなると咬合感覚や頬，唇の接触感覚が失なわれるので空疎な違和感が生じる．外観に触れる歯がなくなれば，対外的に好ましくない状態になる．

歯の欠損に伴う顎口腔系の変化

歯の欠損：歯自体
　　　　　歯周組織

＜一次性障害＞
咀嚼障害
発音障害
感覚障害
外観不良

＜二次性障害＞
歯の位置の変化：移動，傾斜，挺出
↓
歯列の変化：欠損した歯列，対合歯列
↓
咬合接触の変化：正常接触関係の喪失
↓
早期接触
咬頭干渉
↓
咬合位の変化

隣接接触点の喪失
食片圧入
隣接面齲蝕
歯周組織疾患：
　辺縁性歯周炎
　歯槽骨の吸収

口腔異常機能（ブラキシズム）

＜三次性障害＞
筋機能障害
顎関節機能障害

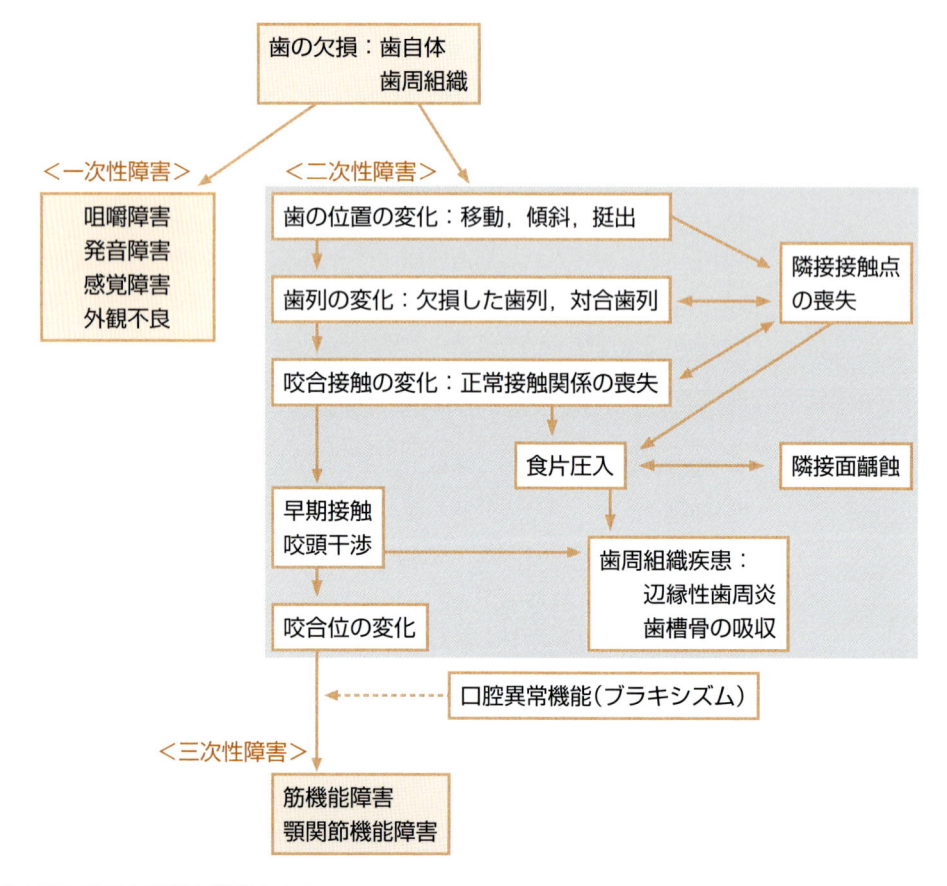

これらの障害には数日から数週間で慣れるので，そのまま放置されてしまうことがある．とくに，臼歯が少数欠損した場合には，そうした状態が起きやすい．

2. 二次性障害

これは歯の欠損後，時間が経過するにつれて徐々に生じる不具合で，隣在歯や対合歯の傾斜や挺出，歯列弓の変化，隣接接触や対合接触の変化と，それによる早期接触や咬頭干渉の出現，齲蝕や歯周病の発生増悪，咬合位の変化などである．

(1) **歯列の変化** 欠損を放置した場合，それに隣接する歯は欠損部へ向かって傾斜，移動する．とくに，遠心にある歯ではそうした変化傾向が強い．その歯の移動によって，反対側の隣接接触は失なわれ，さらに，その隣の歯の隣接接触も緩んでくる．対合する歯列では欠損部へ向かって対合歯がその歯槽骨とともに挺出してくる．そして隣接接触点のずれや緩みが歯列の広い範囲に及ぶと，歯列の形態は水平面的にも矢状面的にも崩れて，咬頭頂を連ねた咬合彎曲は凹凸になる．咬合力の分散ができなくなり，歯の動揺度の増加が部分的にみられるようになる．

なお，歯列の最後にある臼歯が欠損すると，歯列弓全体の長さは短くなる．そのような歯列は短縮歯列とよばれる．

こうした歯列の変化は年齢や抜歯後の放置期間，また，歯周組織の健康度，全身疾患の有無などで異なり，健康な若年者では放置期間が短くても歯の移動，挺出はすみやかに生じて欠損部分が狭くなったり，ときには完全に埋まってしまうことがある．年齢が高くなるにつれて歯の移動は少なく，傾斜が強くなる傾向がある．

歯の欠損の続発症（1）

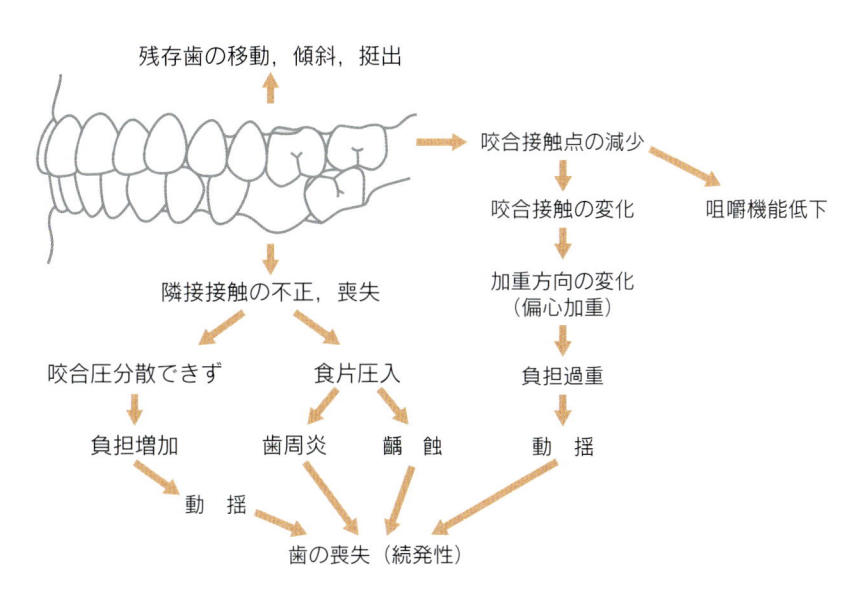

一歯欠損でも条件によってさまざまな障害を引き起こし，さらなる歯の喪失をもたらす．

(2) 咬合接触の変化 上下の歯列の形態が変化することによって咬合接触にも変化がでてくる．咬合接触状態は接触点数や接触面積で表現されることがある．それによると，歯の欠損で残存歯列に変化が起こらなければ欠損歯分だけの接触点数，接触面積の減少になるが，実際には上下の歯列にはそれぞれ変化が生じるので欠損歯分以上の著しい接触点数，接触面積の減少が起こる．その結果，部分的に歯の負担過重が生じたり咀嚼能率の低下が起こる．

また，個々の歯の移動，傾斜，挺出などは咬合接触関係を変化させるので，早期接触や咬頭干渉をつくり出す．

(3) 齲蝕，歯周炎の発生，増悪 隣接接触や咬合接触の変化によって，食物が歯間部へ入り込みやすくなる．辺縁隆線の高さのずれや隣接接触点の緩みがある部分では，繊維性食物が入り込みやすく取り除きにくい．こうした状態は食片圧入とよばれる．食片圧入がしばしば起こるところでは，両側の歯の隣接面には齲蝕ができ，また，歯間部歯肉にはプラークの沈着と食片の圧迫によって辺縁性歯周炎，さらに，歯槽骨の吸収が引き起こされる．

(4) 咬合位の変化 早期接触や咬頭干渉が生じると下顎は変位することがある．閉口するとき早期接触によって下顎が誘導されて咬頭嵌合位に収まるような場合，本来の咬頭嵌合位，つまり，中心咬合位から下顎がずれることになる．また，欠損部へ向かって挺出した歯が咬頭干渉として下顎運動を妨害し，本来の咬頭嵌合位を変位させる場合もある．

歯の欠損が広い範囲に生じた場合には，残存歯列による咬合支持域の位置や数によって咬頭嵌合位の安定の程度はさまざまになる．たとえば2つの支持域では咬頭

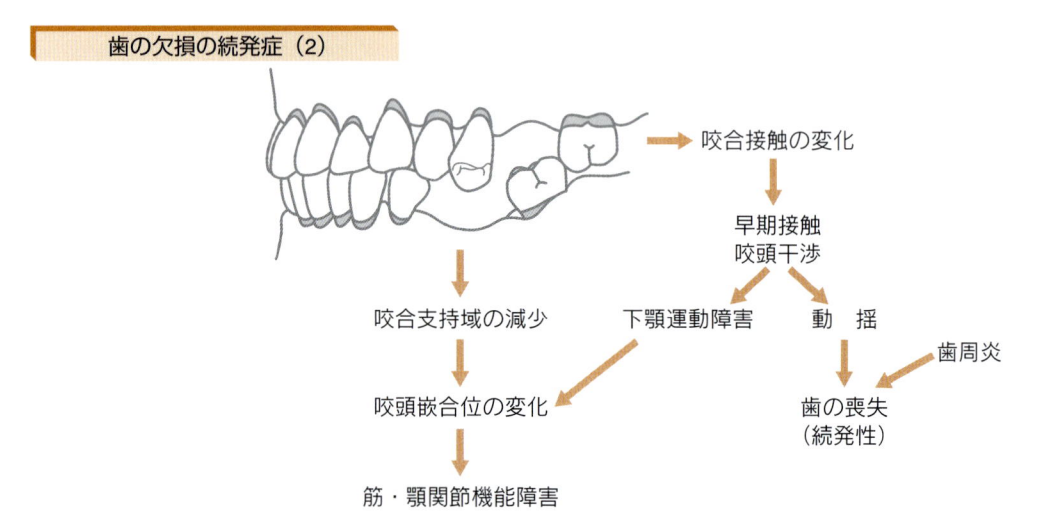

歯の欠損の続発症（2）

多数歯欠損では，より大きい障害とさらなる歯の喪失，また三次性障害を引き起こす可能性が高くなる．

嵌合位は不安定になるが，同じ2つの支持域でも両側にある場合と片側に2つある場合では異なり，さらに両側にある場合でも小臼歯の場合と大臼歯の場合では咬合位の安定性は異なってくる．咬合支持が不安定な状態がつづくと咬頭嵌合位は変位する．

　以上の二次性障害は歯の欠損後の時間が関係するが，欠損の大きさ，歯周組織や歯質，齲蝕感受性，プラーク沈着などの個人差や身体的健康度によって変化や障害の及ぶ程度はさまざまである．

3. 三次性障害

　これは，二次性障害で咬合接触や咬合位の変化が生じてしまった場合に，歯ぎしり（ブラキシズム）や強い咬合力，さらに，身体的あるいは精神的なストレスなどさまざまな要因が作用して生じた顎筋や顎関節の機能障害である．次項に述べる顎関節症とよばれる病態のうちで，咬合が関係しているものである．

咬合支持が顎機能に及ぼす影響

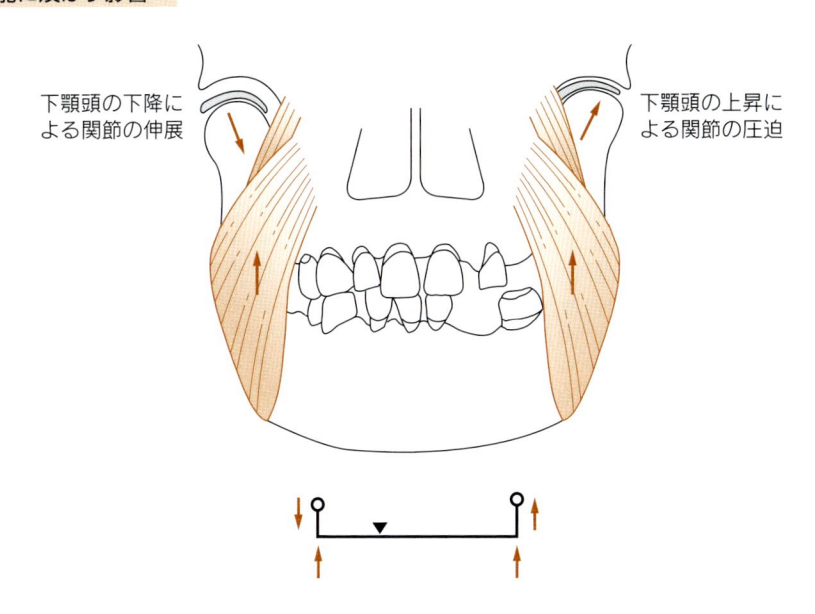

下顎頭の下降による関節の伸展

下顎頭の上昇による関節の圧迫

咬合支持が不完全であると，咬合力が作用した場合に左右の顎筋の緊張度にアンバランスが生じたり，下顎が偏位して顎関節の下顎頭の位置異常が生じるなど機能障害症状を引き起こしやすい

顎関節症

これは，顎関節や顎筋の機能障害による症候群で，顔面，頭部の慢性的な痛み，顎関節の雑音，下顎運動障害が主要症候としてみられる．発症頻度は比較的女性に高く，20歳代，50歳代に多くみられる．

1. 症　状

患者が，食物を食べると顎や関節が痛い，口を開けるときに関節で音がする，口を大きく開けることができない，などと訴えると，通常，顎関節症が疑われる．顎関節症の三大症候として，顔面，頭部の痛み，関節雑音，下顎運動の制約があげられる．つまり，こうした症候があって，急性の炎症症状がない場合には顎関節症と一応診断される．

■**痛　み**■症状で最も多いのは痛みである．痛みは慢性的で，顎関節部を始め，頬部や側頭部，側頸部などに多くみられる．痛みの性質は，一般に安静時は不快感程度であるが，開口時や咬合時には鈍痛としてはっきりしてくる．顎関節の炎症の場合には安静時でも痛みが持続する．

■**下顎運動障害**■下顎運動の制約は，多くの場合，最大開口量の減少や開口時の下顎の側方変位である．最大開口量の減少は，痛みのために開口が制限される場合が多いが，痛みはあまりなくて大きく開口できない場合もある．

■**関節雑音**■関節の雑音は，開口時あるいは閉口時にカクンという音（クリック）がする場合が多いが，ギシギシという音がする場合もある．

こうした主要症候の他に，めまい，耳鳴り，耳の閉塞感，肩こり，不眠などさまざまな不快症状を訴えることがある．

顎関節症の三大症候

1. 顔面，頭部の痛み
2. 下顎運動障害
3. 関節雑音

2. 原　因

これらの症状の原因について，顎関節や顎筋に，①打撲などの強い外力が加わった場合，②かみ締めや，かみ違いなどの強い力が働いた場合，③前項で述べたような咬合異常があって，それに力が加わった場合に，顎関節や顎筋の組織が損傷する，顎関節内の下顎頭が偏位したり関節円板が転位する，顎関節の軟組織や骨組織の変性や変形が生じる．また，④早期接触や咬頭干渉による歯周組織の局所性の刺激が持続的にある場合，⑤精神心理的な緊張がある場合，⑥その他著しい疲労や病気，悪習癖などの場合に，中枢の興奮によって顎筋の異常緊張や不協調が引き起こされる，などが考えられている．

顎関節症の発症に関する因子

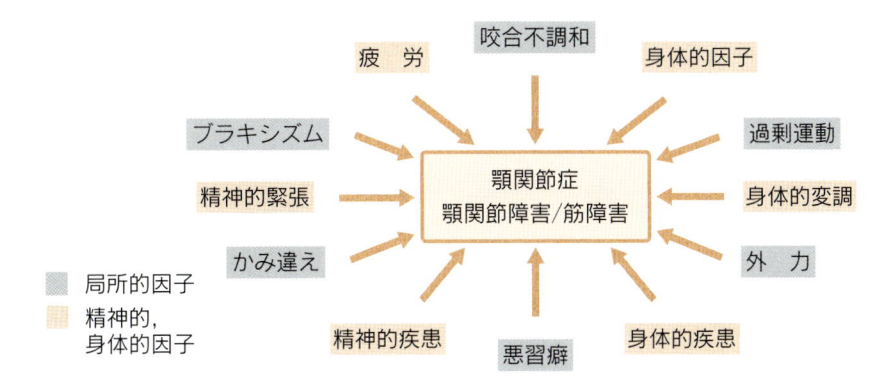

- 局所的因子
- 精神的, 身体的因子

因子: 疲労, 咬合不調和, 身体的因子, ブラキシズム, 過剰運動, 精神的緊張, 身体的変調, かみ違え, 外力, 精神的疾患, 悪習癖, 身体的疾患 → 顎関節症 顎関節障害/筋障害

3. 診察と診断

　本症の診断ではとくに序章で述べたような，情報収集から治療計画の立案に至るまでの系統的な手順に従って，診察・診断を行うことが大切である．

　情報収集として問診はきわめて重要である．機能性の疾患では診察だけではわからないことが多く，発症の動機やこれまでの経緯，現在の状況，さらに日常生活や職場の環境などを尋ねる．

　触診により痛みの部位と程度，聴診により関節雑音の状態，下顎運動の測定により運動障害の状態，ときには筋電図測定により筋活動状況をそれぞれ確かめる．

　それらの結果に基づいて，どこがどのように悪いのか病態診断をする．ついで，何が原因か病因診断をする．顎関節症には多くの要因が関係しているが，とくに咬合の関与を確かめることが重要である．

　なお，下顎運動の測定では最大開口量がよく問題になるが，正常値は上下顎切歯切縁間で 40 mm である．30 mm 以下では開口制限があると診断される．

4. 治　療

(1) カウンセリング　患者の訴えをよくきくことがきわめて大切．そのうえで病気の状態や原因と考えられることを説明し，安心させる．病気を悪化させるような，たとえば，大きな開口や強いかみ締め，かたい食物を食べることや食物を前歯でかむことなどをさけ，顎を安静に保つよう指示する．

　顎関節症では多少とも精神心理的要素が関係している．そのためカウンセリングが非常に重要で，それだけで症状が軽減することも少なくない．

　精神心理的な要素がとくに強くかかわっていると診断された場合には，心身医学的なカウンセリングを行うこともある．

(2) 痛みが比較的強い場合　痛みの軽減処置として温熱療法や理学療法（温湿布やマッサージ）あるいは薬物療法（鎮痛薬，精神安定剤などの投与）を行う．

(3) 筋の緊張が強い場合，筋の協調性が異常な場合　筋の伸展や協調訓練を指導する．閉口筋の緊張が強くて十分開口できないことが多いが，痛みがあまり強くなければ積極的に開口させる開口訓練が行われる．

(4) 咬合位や咬合接触が原因の場合　スプリント（バイトプレート）を使用させることが多い．これにはさまざまなタイプがあるが，基本的なのは上顎あるいは下顎の全歯列の咬合面を1mm程度の厚さで被覆するレジン製の装置である．これによって咬合位や咬合接触を暫間的に修正して，症状の軽減を図る．

スプリントは装着させただけでは意味がなく，症状の変化を観察しながら，その咬合接触部を添削して症状が軽減するように調整することが重要である．

スプリント

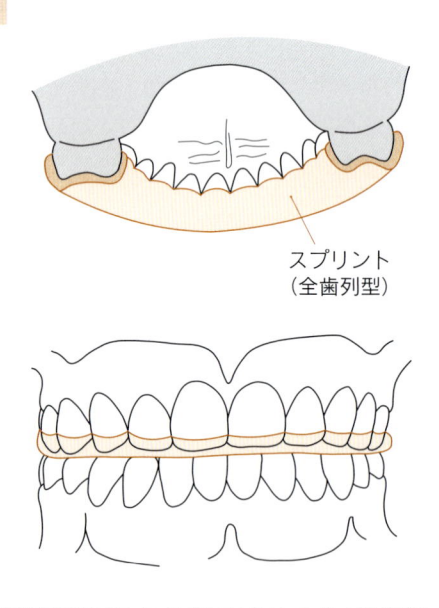

スプリント
（全歯列型）

基本的な全歯列を被覆するタイプのスプリントを上顎歯列に装着した場合，下顎歯列と均等な咬合接触を与えてから，症状に応じて接触状態を調整する．

最初の診断の結果，あるいはスプリントの使用によって咬合接触の不良が原因として明らかになった場合には，咬合調整を行う．これは原因となる部分を対象として行うが，慎重に進める．原因でない部分の削除は予防的であっても行うべきでない．

咬合位の不良が明らかとなった場合には暫間的な補綴的処置を行う．本格的な補綴治療は症状が消退してから行うのが原則である．

(5) 顎関節の運動制約がある場合　関節円板の転位が関係していることが多い．通常，スプリントが使われるが，開口が著しく制約されていて日常生活に支障がある場合には，状況をよく観察したうえで外科的な治療が検討される．

顎関節症の種々な治療法

1. カウンセリング
2. 温熱療法──温湿布など
3. 理学療法──マッサージ，超音波照射など
4. 筋訓練──開口訓練など
5. 薬物療法──鎮痛薬など
6. 咬合治療──スプリント療法，咬合調整
7. 心身医学的療法──自律訓練法など
8. 外科的療法

参考文献

1) 藤田恒太郎：人体解剖学，41版，p.589，南江堂，1993
2) 佐藤達夫 訳：R. M. H. McMinn & R. T. Hutchings；人体解剖カラーアトラス，2版，p.370，南江堂，1990
3) 小川鼎三 ほか：分担解剖学1・2・3，11版，金原出版，1991
4) 河村洋二郎：歯科学生のための口腔生理学，p.377，永末書店，1979
5) 覚道幸男 ほか：小口腔生理学，p.358，学建書院，1982
6) 中村嘉男，森本俊文 編：基礎歯科生理学，p.410，医歯薬出版，1998
7) 長谷川成男，坂東永一 監修：臨床咬合学事典，医歯薬出版，1997
8) 田端恒雄 ほか訳：K. Korber；ケルバーの補綴学，第1巻，p.365，クインテッセンス出版，1982
9) 林 都志夫 編：全部床義歯補綴学，p.367，医歯薬出版，1982
10) 藍 稔：顎機能異常と咬合，p.260，医歯薬出版，1999
11) 藍 稔，五十嵐順正 編：スタンダード部分床義歯補綴学，第2版，p.252，学建書院，2010
12) 藍 稔 監訳：Mohl ほか；テキストブックオクルージョン，p.443，クインテッセンス出版，1993

索　引

あ 行

アーライン　59
圧覚　43
アペックス　78
アルコン型咬合器　95
安静空隙　80
安静時唾液　55

異常機能　110
位置感覚　45
一次性障害　110
イミディエートサイドシフト
　　　　　　　　　　100
イヤーロッド　99
医療面接　2
印象採得　61
インフォームドコンセント　3

齲蝕　108

S字(状)隆起　59
S発音位　59, 82
M発音位　59, 82
嚥下　51, 61, 109
嚥下位　52, 82
嚥下閾　51
嚥下運動　52, 72, 73, 78
嚥下機能　107
嚥下動作　51
嚥下反射　51
遠心　9

嘔吐　60
　　機序　60
嘔吐中枢　60
オープンバイト　85
オトガイ下動脈　29
オトガイ棘　13, 16
オトガイ孔　10, 13
オトガイ神経　20
オトガイ唇溝　7
オトガイ舌筋　13
オトガイ舌骨筋　13, 16
オトガイ点　7
オトガイ隆起　13
オルビタポインター　98, 99

音声　56
温度感覚　44

か 行

外眼角　7
外観不良　110
外頸動脈　28
開咬　85
開口筋　18
開口相　47, 70
開口反射　23
外耳孔　10
外舌筋　16
外側　9
外側靱帯　26
外側翼突筋　10, 14
外側翼突筋神経　20
ガイド　88
開閉運動　64
カウンセリング　115
過蓋咬合　85
下顎　8
　　運動範囲　69
　　基本運動　64
　　限界運動　68
下顎安静位　80
下顎位　74
下顎運動　18
下顎運動障害　63, 114
下顎窩　10, 26
下顎管　13
下顎頸　13
下顎孔　13
下顎後静脈　29
下顎骨　13
下顎三角　33
下顎神経　10, 14, 20
下顎神経硬膜枝　10
下顎切痕　13
下顎張反射　23, 24
下顎頭　13, 26
下顎反射　23
下眼窩裂　11, 20
顎下三角　6, 16
顎下腺　22, 54
顎下腺窩　13

顎関節　26, 27
　　動き　109
　　機能障害　113
顎関節症　113, 114
　　原因　114
　　三大症候　114
　　症状　114
　　診査と診断　115
　　治療　115
顎筋　107
　　機能障害　113
顎骨　106
顎舌骨筋　13, 16
顎舌骨筋神経　16, 20
顎舌骨筋線　13
顎堤　39
顎動脈　28
顎二腹筋　16
顎粘膜　39
下行口蓋動脈　29
下歯槽神経　13, 20
下歯槽動脈　29
下唇下制筋　17
下神経節　22
下唇動脈　28
カスピッドプロテクト咬合　88
顆頭安定位　74
顆頭間距離　93, 103
顆頭球　95
顆頭最後位　77, 78
顆頭点　66
かみ締め　44
加齢　105
顆路型咬合器　93
眼窩下縁　7
眼窩下孔　10
眼窩下神経　10, 20
眼窩下点　7, 98
眼窩下動脈　29
感覚受容器　23, 24
感覚障害　110
眼角動脈　28
眼窩上孔　10, 20
顔弓　98
眼耳平面　8
眼神経　20
関節円板　26
　　転位　26, 63, 114

関節結節　10
関節腔　63
関節雑音　63, 114
関節突起　13
関節包　26
関節隆起　26
カンペル線　8
カンペル平面　8
顔貌　6, 83, 106
顔面静脈　29
顔面神経　16, 20, 22
顔面痛　10
顔面動脈　28
顔面の痛み　114
関連痛　43

義歯の咬合様式　90
基準線　7
基準点　7
基準平面　8
機能運動　70
機能咬頭　33, 34
臼後三角　39
臼後腺　39
臼後隆起　39
臼歯腺　54
臼歯列　32
吸啜　46
臼磨運動　70
頬筋　17
頬骨弓　10
頬骨突起　10
胸鎖乳突筋　10, 16
頬神経　20
頬腺　54
頬動脈　29
棘孔　10
筋機能　107
近心　9
筋突起　13
筋肉位　74
筋の触診法　19
筋紡錘　23

くいしばり　53
クサビ状欠損　107
グラインディング　62
グループファンクション咬合
　　　　　88
クレンチング　53, 62

傾斜　111
茎状突起　10

頸静脈孔　22
頸神経叢　16
茎突舌筋　10
茎突舌骨筋　10
茎乳突孔　22
結節　17
限界位　69
腱器官　23
言語音　56
犬歯誘導咬合　88

構音　56
構音障害　57
口蓋咽頭筋　17
口蓋骨　13
口蓋垂筋　17
口蓋皺襞　56
口蓋図描記法　57
口蓋舌筋　17
口蓋腺　54
口蓋突起　10
口蓋板　13
口蓋帆挙筋　17
口蓋帆張筋　17
口蓋隆起　10
口角下制筋　17
口角挙筋　17
咬筋　14
咬筋神経　20, 26
口腔感覚　42
口腔内の嘔吐誘発帯　60
口腔領域の異常機能　62
広頸筋　17
咬合　84
咬合位の変化　112
硬口蓋　41
咬合採得　52, 75, 78, 83
咬合支持　84
咬合支持域　84, 112
咬合小面　91
咬合接触の変化　112
咬合接触面積　50
咬合相　47, 70
咬合調整　82
咬合平面　8
咬合力　47
咬合彎曲　8
交叉咬合　85
後上歯槽枝　20
後上歯槽動脈　29
口唇腺　54
鉤切痕　12
咬頭　33

咬頭嵌合位　66, 74, 92
咬頭干渉　112
後鼻枝　20
（最）後方位　68
後方運動　64
後方滑走運動　64
後方限界運動　69
後方咬合位　66
後方咬合小面　91
後方歯牙接触位　66, 72, 77
咬耗　62, 107, 108
咬耗面　62, 91
口輪筋　17, 41
誤嚥　53
語音の分析法　57
鼓形空隙　35
鼓索神経　22, 45
個歯咬合力　48
ゴシックアーチ　66, 79
鼓室神経　22
骨吸収　106
骨口蓋　10
固有咬合面　30
コンディラー型咬合器　95
こんにゃく状顎堤　39
混和（咀嚼）　46

さ 行

最大開口位　68
最大咬合力　48
作業側　66, 70
作業側顆路　93, 103
三叉神経　14, 20, 21
三叉神経痛　20
三次性障害　113

歯音　56
耳介側頭神経　20, 26
耳下腺　54
耳下腺乳頭　41, 54
歯科補綴の臨床的意義　5
歯冠　30
歯冠高径　107
歯冠軸　30
歯間離開度　35
歯頸　31
歯茎音　56
歯頸線　31
歯垢　108
嗜好側　48
自己受容性反射　24
歯根　31

歯根表面積　37
歯根膜感覚　38
歯根膜腔の拡大　63
歯根膜咬筋反射　24
歯根膜線維　36
歯軸　30
支持咬頭　33, 87
耳珠　7
歯周組織
　　機能　36
　　構造　36
歯周病　108
矢状顆路　66, 93
矢状顆路傾斜　66
矢状咬合彎曲　32
矢状切歯路　66, 93
矢状切歯路傾斜　66
矢状面　8
自浄作用　34, 55, 108
姿勢位　81
歯槽骨　10, 13
　　増殖　63
歯槽堤　39
歯槽突起　10
舌の痛み　43
膝神経節　22
耳点　7
歯肉溝　36
歯肉退縮　108
篩分法　49
習慣性開口運動　27
習慣性開閉運動　72
習慣性閉口運動　81
終末蝶番位　77
上顎結節　10
上顎骨　10
上顎神経　10, 20
上顎洞　10
上顎板　13
床下粘膜　40
上眼窩裂　20
小頬骨筋　17
笑筋　17
条件反射　54
小口蓋孔　13
小口蓋神経　13, 20
小口蓋動脈　29
小口腔腺　54
上歯槽神経　20
上唇挙筋　17
上神経節　23
上唇動脈　28
小錐体神経　22

小唾液腺　54
情報収集　2
小翼　10
食片圧入　35, 108
触覚　43
歯列
　　形態　32
　　変化　111
診査　3
唇歯音　56
深側頭神経　20

垂直的な被蓋　85
水平的な被蓋　85
水平的な基準位　78
水平面　8
ストレス　109, 113
スピーチエイド　59
スプリットキャスト　100
スプリント　116
スロット型　95

正円孔　10, 20
精神的ストレス　81
生体の老化　105
正中線　7
赤色唇縁　41
赤唇　6, 41
舌咽神経　22, 45
舌下小丘　54
舌下神経　16, 20
舌下腺　22, 54
舌下腺窩　13
舌筋　16
舌骨　13
舌骨筋群　13
舌根部　61
切歯孔　10
切歯指導機構　97
切歯点　33, 66
舌静脈　29
接触点　35
切歯路　86
接唇位　82
舌神経　20, 22
舌腺　54
切断(咀嚼)　46
切端位　66
切端咬合　85
舌痛症　43
舌動脈　28
舌乳頭　44
セメント質の肥厚　63

前額面　8
前後的咬合彎曲　32
前上歯槽動脈　29
全身の基礎疾患　109
浅側頭静脈　29
浅側頭動脈　28
全調節性咬合器　93
前頭切痕　20
前頭突起　10
前頭面　8
(最)前方位　68
前方運動　64
前方滑走運動　64
前方限界運動　69
前方咬合小面　91

早期接触　112
僧帽筋　22
側頭窩　10, 14
側頭下窩　10, 12
側頭筋　14
側頭骨　10
(最)側方位　68
側方運動　64
側方滑走運動　64
側方顆路　66, 93
側方顆路角　66
側方限界運動　69
側方咬合小面　91
側方咬合彎曲　32
側方切歯路　66, 88, 93
側方切歯路角　66
咀嚼　46
　　意義　46
咀嚼運動　46, 70
　　発現　46
咀嚼運動パターン　72
咀嚼運動発生器　46
咀嚼運動野　46
咀嚼機能　107
咀嚼筋　14
咀嚼効率　49, 50
咀嚼サイクル　47, 72
咀嚼指数　49
咀嚼周期　47
咀嚼障害　110
咀嚼ストローク　47
咀嚼側　70
咀嚼能率　49
　　低下　112
咀嚼力　48
ソナグラフィ　58

た 行

大頰骨筋　17
大口蓋管　29
大口蓋孔　13
大口蓋神経　13, 20
大口蓋動脈　29
体性感覚　42
大唾液腺　54
大翼　10
唾液　54
　　分泌　54
　　分泌量　54
唾液と義歯　55
唾液腺　54
唾液分泌　107
唾液分泌反射　54
多シナプス反射　23
唾石症　55
タッピング　62
タッピング運動　72
単シナプス反射　23
短縮歯列　111
単純描記法　64

チェックバイト　100
チェックバイト法　96, 100
チューイン法　97
中硬膜血管　10
中心位　66, 76
中心咬合位　74, 92
調音　56
蝶形骨　10
蝶口蓋孔　20
調節彎曲　32
蝶番運動　27
蝶番開閉運動　66
蝶番咬合器　93
蝶番軸　99
治療計画の立案　3
治療上の要件　4

痛覚　42
痛点　42

挺出　111
伝達麻酔　20
デンチャースペース　41

頭蓋　10
瞳孔線　7
頭部の痛み　114

動脈　28
特殊感覚　42
トランスファー　98
トレー　61
遁路　33

な 行

内頸動脈神経叢　20
内耳孔　22
内舌筋　16
内側　9
内側翼突筋　10, 14
内側翼突筋神経　20
軟口蓋　41, 61

二次性障害　111
ニュートラルゾーン　41
乳様突起　10
人中　7

粘膜の被圧変位曲線　40
脳神経　20

は 行

歯　30
　　移動　111
　　形態　7, 30
　　色調　31
　　被圧変位曲線　38
　　負担過重　112
バイトフォーク　98
バイトプレート　116
吐き気　61
歯ぎしり　62, 78
発音　56
　　補綴的活用　59
発音位　59
発音試験　59
発音障害　57, 110
発音明瞭度検査　57
発声　56
ハミュラーノッチ　12
パラトグラフィ　57
バレーの圧痛点　10
反射運動　23
反射弓　23
反対咬合　85
半調節性咬合器　93
パントグラフ　99

被圧変位性　38, 40

被蓋　85
　　垂直的　85
　　水平的　35, 85
鼻下点　7
鼻口蓋神経　10, 20
非作業側　66, 70, 91
鼻唇溝　7
ヒステリシス　38
非咀嚼側　70
鼻聴道線　8
鼻翼下縁　7
疲労感　63
ヒンジアキシス　99
ヒンジボウ　99

フェイスボウ　98
副神経　16, 22
付着歯肉　36
付着上皮　36
プラークの沈着　112
ブラキシズム
　　　　44, 62, 78, 110
フラビーガム　39
フランクフルト平面　8
フルバランス咬合　88
プログレシブサイドシフト　100
粉砕(咀嚼)　46

平均値咬合器　93
平均的顆頭点　7, 99
閉口筋　18, 63
閉口相　47, 70
平衡側　70
閉口反射　23
平線咬合器　93
辺縁歯肉　108
辺縁性歯周炎　112
偏心位　82
偏心咬合位　82, 92
片側性咬合平衡　90
片側咀嚼　48

方位用語　9
豊隆　34
ボックス型　95

ま 行

摩耗　62, 107, 108
味覚　44, 107
味覚線維　22
味蕾　44

無条件反射　*54*

モディオラス　*17*

や　行

誘導　*88*
誘導咬頭　*33*
遊離歯肉　*36*

翼口蓋窩　*12, 20*
翼口蓋神経　*20*
翼口蓋神経節　*12, 20*
翼状突起　*10*
翼状突起外側板　*10*
翼状突起内側板　*12*
翼突窩　*10*
翼突下顎縫線　*12, 39*
翼突管　*10, 20*
翼突管神経　*10, 20*
翼突筋窩　*13, 14*
翼突筋静脈叢　*29*
翼突鉤　*12*

翼突上顎切痕　*12*

ら　行

卵円孔　*10, 20*

リマウント　*100*
両唇音　*56*
両側性咬合平衡　*90*
両瞳孔線　*7*
リンガライズド・オクルージョン　*90*
隣接接触点　*35, 108*

レトロモラーパッド　*13, 39*
連関痛　*43*

老化　*105, 106*
老人性顔貌　*7, 106*

＊

Ah-line　*59*

Balkwill 角　*33*
Bennett 運動　*67*
Bennett 角　*67*
Bonwill 三角　*33, 92*
chopping 型　*70*
Donders の空隙　*53*
DOS　*5*
Eichner の分類　*84, 85*
FH 平面　*8*
grinding 型　*70*
Gysi の Trubyte 咬合器　*97*
Hanau の公式　*103*
Kiesow の無痛域　*42*
Monson 球面　*32*
POMR　*2*
POS　*2*
Posselt の図形　*69*
Sjögren 症候群　*55*
Spee の彎曲　*32*
Trubyte 人工歯　*91*
Valleix の圧痛点　*10*
Wadsworth の方法　*32*
Wilson の彎曲　*32*

索　引　*123*

Memo

Memo

Memo

<著者略歴>

藍　稔
あい　みのる

1933 年	東京都に生まれる
1959 年	東京医科歯科大学歯学部卒業
1963 年	東京医科歯科大学大学院歯学研究科修了
1967 年	東京医科歯科大学歯学部講師
1977 年	東京医科歯科大学歯学部教授（部分床義歯学 担当）
1999 年	東京医科歯科大学名誉教授
	松本歯科大学非常勤教授
2001 年	明海大学客員教授

補綴臨床に必要な　顎口腔の基礎知識

2002 年 10 月 1 日　第 1 版第 1 刷発行
2006 年 7 月 1 日　第 1 版第 2 刷発行
2011 年 3 月 1 日　第 1 版第 3 刷発行
2018 年 4 月 10 日　第 1 版第 4 刷発行

著　者　藍　稔（あい　みのる）
発 行 者　木村　勝子
発 行 所　株式会社 学建書院
〒113-0033　東京都文京区本郷 2-13-13　本郷七番館 1F
TEL（03）3816-3888
FAX（03）3814-6679
http://www.gakkenshoin.co.jp
印刷製本　三報社印刷㈱

ⒸMinoru Ai, 2002. Printed in Japan ［検印廃止］

JCOPY 〈㈳出版者著作権管理機構 委託出版物〉
本書の無断複写は著作権法上での例外を除き禁じられています．複写される場合は，そのつど事前に，㈳出版者著作権管理機構（電話 03-3513-6969, FAX 03-3513-6979）の許諾を得てください．

ISBN978-4-7624-0629-4

症例に応じた
パーシャルデンチャーの設計マニュアル

著 東京医科歯科大学名誉教授 藍 稔

B5判 カラー 108頁 ISBN978-4-7624-0618-8
定価5,670円（本体5,400円＋税）

　欠損歯列の状態はきわめて多様であり，パーシャルデンチャーの設計は必ずしも容易ではない．しかし，設計の基本的な考え方や具体的な手順を理解することで，かなり多くのケースが解決できると思われる．
　本書はパーシャルデンチャーの設計の初歩的なところから，典型的な欠損例に対する設計の仕方を，その手順に従って模式図や写真を駆使してわかりやすく解説した．
　応用編では臨床的な欠損症例における具体的な設計方法をカラー写真で多数提示し，パーシャルデンチャーの設計に携わる歯学生，研修医，臨床医，歯科技工士に役立つ1冊にまとめた．

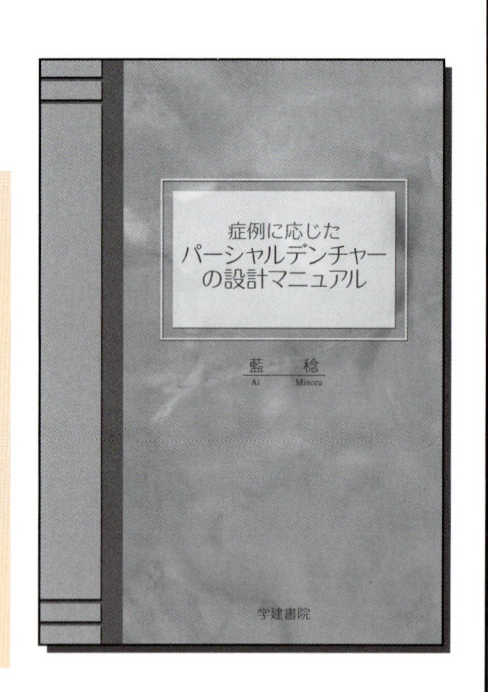

主要目次

基礎編
1 パーシャルデンチャーの設計に対する考え方
2 設計に必要な基本的事項
　1 支持
　2 把持
　3 維持
3 パーシャルデンチャーの設計上の要件
　1 義歯の動揺の最小化
　2 予防歯学的な配慮
　3 破損への対応
　4 生体変化への追従性
4 基本的な設計の手順と具体的方法
　A 基本的な設計の手順
　B 構成要素ごとの設計の仕方
　　1 レスト
　　2 義歯床
　　3 小連結子と隣接面板
　　4 大連結子
　　5 クラスプ
5 サベイングと義歯の設計
　1 パーシャルデンチャーの設計になぜサベイングが必要か
　2 サベヤー
　3 義歯設計のためのサベイング
　4 クラスプの基本的な設計法
　5 模型についての設計

応用編
6 義歯の設計に当たっての留意事項
　1 義歯の設計に対する評価予測
　2 咬合圧負担に関する問題
　3 負担組織の変化に関する問題
7 義歯設計に関わる印象採得と咬合採得
　1 印象採得
　2 咬合採得
8 臨床における義歯の設計
　1 臨床模型への応用
　2 臨床実習における設計例
　3 臨床例にみる義歯の設計
9 問題がある設計例